临床神经系统疾病
理论与实践

LINCHUANG SHENJINGXITONG JIBING

LILUN YU SHIJIAN

刁红梅 等 主编

汕头大学出版社

图书在版编目（CIP）数据

临床神经系统疾病理论与实践 / 刁红梅等主编. --
汕头：汕头大学出版社, 2019.9
ISBN 978-7-5658-4004-3

Ⅰ.①临… Ⅱ.①刁… Ⅲ.①神经系统疾病－诊疗
Ⅳ.①R741

中国版本图书馆CIP数据核字(2019)第200409号

临床神经系统疾病理论与实践
LINCHUANG SHENJING XITONG JIBING LILUN YU SHIJIAN

主　　编：刁红梅　等
责任编辑：胡开祥
责任技编：黄东生
封面设计：蒲文琪
出版发行：汕头大学出版社
　　　　　广东省汕头市大学路243号汕头大学校园内　　　　邮政编码：515063
电　　话：0754-82904613
印　　刷：北京军迪印刷有限责任公司
开　　本：710 mm × 1000 mm　1/16
印　　张：7.25
字　　数：306千字
版　　次：2019年9月第1版
印　　次：2020年7月第1次印刷
定　　价：98.00元
ISBN 978-7-5658-4004-3

编委会

◎ **主　编**

刁红梅　金文涛　魏丽华　王荣辉

张晓慧　刘兵东

◎ **副主编**（按姓氏笔画排序）

王银川　李文超　张　玲　张　晶

周志勇　蔡　鹏　霍志刚

◎ **编　委**（按姓氏笔画排序）

刁红梅　王荣辉　王银川　方　齐

朱文欣　刘兵东　刘晓艳　李文超

李新乐　杨　琳　张　玲　张　晶

张晓慧　张慧敏　金文涛　周志勇

郭　阳　路庆锋　蔡　鹏　霍志刚

魏丽华

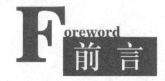

前　言

　　神经内科学是研究中枢神经系统、周围神经系统及骨骼肌疾病的病因、病理、发病机制、临床表现、诊断和治疗、康复及预防等问题的一门临床医学，又称临床神经病学。近年来，神经系统疾病，特别是脑血管病的发病率、致残率、病死率均有逐年增高且有年轻化的趋势，科学家们围绕神经系统疾病，开展了全新的研究，新知识、新理论、新技术的应用解决了一些亟待澄清的和关键性的问题。

　　本书从临床工作的实际出发，力求用最简洁的方式介绍神经内科常见疾病的诊断、鉴别和治疗方案，同时向读者展示疾病的最新研究进展。内容涵盖了神经内科疾病临床常用的体格检查和各种辅助检查，以及具体的诊断与治疗措施。本书基本反映了这一领域中最新的进展，并汇集了编委们宝贵的临床经验，表述深入浅出，文字严谨流畅，是神经内科医师可选用的一本高级参考书，其他相关学科的医师也可从本书中汲取有用的营养。

　　本书内容较多，但由于时间仓促，书中难免存在疏漏、错误和不足之处，殷切希望广大同仁批评指正。

2019 年 5 月

Contents 目录

第一章　神经内科体格检查

第一节　神经系统检查

神经系统检查应包括高级神经活动、脑神经、运动系统、感觉系统、反射系统、脑膜刺激征及自主神经系统功能等方面的检查，应与全身体格检查同时进行。一般情况下，必须自上而下，即按头部、颈、胸腹、四肢的顺序，如果患者病情严重、昏迷状态，应抓紧时间重点进行必要的检查、立即抢救，待脱离危险后再做补充检查。

一、高级神经活动检查

高级神经功能十分复杂，其障碍涉及范围甚广，包括神经病、精神病及神经心理学疾病等。临床检查的内容主要是意识、语言、精神状态等。

（1）意识状态：有醒觉水平和意识内容改变，出现各种类型的意识障碍。

（2）语言障碍：由于脑受损部位的不同，主要表现多种类型的失语症。

（3）精神异常：出现复杂多样的精神症状，同神经科有关的主要是智能改变。

二、脑神经检查

（一）嗅神经检查

一般先询问患者有无主观嗅觉障碍，观察鼻腔是否通畅，然后嘱患者闭目，闭塞其一侧鼻孔，将装有香水、松节油、薄荷水等有挥发性气味、但无刺激性的液体的小瓶，或牙膏、香皂、樟脑等，置于患者另一侧鼻孔下，嘱其说出闻到的气味或物品的名称。然后再按同样方法检查对侧。嗅觉正常时可正确区分各种测试物品的气味无法正确区分各种测试物品的气味，为消失，即为嗅觉丧失，嗅觉丧失又可分为单侧或双侧嗅觉丧失。嗅觉丧失常由鼻腔病变引起，如感冒、鼻炎等，多是双侧性。在无鼻腔疾病的情况下，单侧嗅觉减退或缺失更有临床意义，多为嗅球或嗅丝损害，可见于前颅凹骨折、嗅沟脑膜瘤等。嗅觉减退尚可见于老年人帕金森病患者。在颞叶海马回遭受病变刺激时则可出现幻嗅。嗅觉过敏多见于癔症。

（二）视神经检查

1. 视力

视力代表被测眼中心视敏度，检查时应两眼分别测试远视力和近视力。

（1）远视力检查：一般采用国际标准视力表，受试者眼距视标 5 m。常用分数表示视力，分子为被检眼与视力表的距离，分母为正常人能看某视标的距离，如 5/10 是受试者在 5 m 能看清正常人于 10 m 能看清的视标。

（2）近视力检查：通常用标准近视力表，被检眼距视标 30 cm。嘱受试者自上而下逐行认读视标，直到不能分辨的一行为止，前一行标明的视力即受试者的实际视力。正常视力在 1.0 以上，小于 1.0 即为视力减退。如果视力明显减退以至不能分辨视力表上符号，可嘱其在一定距离内辨认检查者的手指（指数、手动），测定结果记录为几米指数或几米手动。视力减退更严重时，可用手电筒照射检查，了解患者有无光感，完全失明时光感也消失。因此，按患者视力情况可记录为正常、减退（具体记录视力表测定结果）、指数、手动、光感和完全失明。应该注意，视器包括角膜、房水、晶状体以及玻璃体等各个部位的病变均可导致视力的丧失或减退。

2. 视野

视野是眼球保持居中位注视前方所能看到的空间范围。正常单眼视野范围大约是颞侧 90°，下方 70°，鼻侧和上方各 60°。检查方法有两种。

（1）手试法：通常多采用此法粗测视野是否存在缺损。患者背光与检查者相隔约 60 cm 相对而坐，双方各遮住相对一侧眼睛（即一方遮右眼、另一方遮左眼），另一眼互相注视，检查者持棉签在两人等距间分别由颞上、颞下、鼻上、鼻下从外周向中央移动，嘱患者一看到棉签即说出。以检查者的视野范围作为正常与患者比较，判断患者是否存在视野缺损。如果发现患者存在视野缺损，应进一步采用视野计测定。

（2）视野计测定法：常用弓型视野计，可精确测定患者视野。将视野计的凹面向着光源，患者背光坐在视野计的前面，将颏置于颏架上，单眼注视视野计中心白色固定点，另一眼盖以眼罩。通常先用 3～5 mm 直径白色视标，沿金属板的内面在各不同子午线上由中心注视点向外移动，直到看不见视标为止，或由外侧向中心移动直至见到视标为止，将结果记录在视野表上。按此法每转动视野计30°检查一次，最后把视野表上所记录的各点结果连接起来，成为该视野的范围。由于不同疾病的患者对各颜色的敏感度不同，因此除用白色视标检查，必要时，还可选用蓝色和黄色（视网膜病）、红色和绿色（视神经疾病）视标，逐次检查。

3. 眼底

通常在不散瞳的情况下，用直接检眼镜检查，可以看到放大约 16 倍的眼底正像。选择光线较暗处请患者背光而坐或仰卧床上，注视正前方。检查者在患者右方，右手持检眼镜，用右眼观察患者右眼底；然后在患者左方，以左手持检眼镜，用左眼观察患者左眼底。发现眼底病理改变的位置可以用钟表的钟点方位表示，或以上、下、鼻上、鼻下、颞上和颞下来标明，病灶大小和间隔距离用视乳头直径作单位来测量（1D＝1.5 mm）。

（1）视乳头：注意观察形态、大小、色泽、隆起和边缘情况。正常视乳头呈圆形或椭圆形，直径约为1.5 mm，边缘整齐，浅红色。中央部分色泽较浅，呈凹状，为生理凹陷。正常视乳头旁有时可看到色素环（或呈半月形围绕）。如果视乳头有水肿或病理凹陷时，可根据看清两目标的焦点不同（即看清视乳头最顶点小血管和看清视乳头周围部分小血管需要转动的检眼镜转盘上屈光度的差数）来测量隆起或凹陷的程度，一般以屈光度来表示，每相差3个屈光度相当于1 mm。

（2）黄斑：在视乳头颞侧，相距视乳头3 mm处稍偏下方，直径约1.5 mm。正常黄斑较眼底其他部分色泽较深，周围有一闪光晕轮，中央有一明亮反光点，称为中央凹反光。

（3）视网膜：正常视网膜呈粉红色，明暗有所不同，也可呈豹纹状。注意有无渗出物、出血、色素沉着及剥离等。

（4）视网膜血管：包括视网膜中央动脉和静脉，各分为鼻上、鼻下、颞上和颞下4支。正常血管走行呈自然弯曲，动脉与静脉的管径之比约为2∶3。观察有否动脉狭窄、静脉淤血、动静脉交叉压迹。

（三）动眼神经、滑车神经和外展神经检查

动眼神经、滑车神经和外展神经共同管理眼球运动，故应同时检查。

1. 眼裂和眼睑

正常成人的上睑缘覆盖角膜上部1～2 mm。让患者双眼平视前方，观察其两侧眼裂是否对称，有无增宽或变窄，上睑有无下垂。

2. 眼球

（1）眼球位置：在患者直视情况下，观察其眼球有无突出或内陷、斜视或同向偏斜。

（2）眼球运动：嘱患者向各个方向转动眼球，然后在不转动头部的情况下注视置于患者眼前30 cm处的检查者示指，向左、右、上、下、右上、右下、左上、左下等8个方向移动。最后检查辐辏运动。分别观察两侧眼球向各个方向活动的幅度，正常眼球外展时角膜外缘到达外眦角，内收时瞳孔内缘抵上下泪点连线，上视时瞳孔上缘至上睑缘，下注视时瞳孔下缘达下睑缘。注意有无向某一方向运动障碍，如果不能移动到位，应记录角膜缘（或瞳孔缘）与内、外眦角（或睑缘）的距离。注意两侧眼球向各个方位注视时是否同步协调，有无复视。若有复视，应记录复视的方位、实像与虚像的位置关系。检查过程中应观察是否存在眼球震颤，即眼球不自主、有节律的往复快速移动，按其移动方向可分为水平性、垂直性、斜向性、旋转性和混合性震颤，根据移动形式可分为摆动性（往复速度相同）、冲动性（往复速度不同）和不规则性（方向、速度和幅度均不恒定）震颤。如果观察到眼球震颤，应详细记录其方向和形式。

3. 瞳孔

（1）瞳孔大小及形状：普通室内光线下，正常瞳孔为圆形、边缘整齐，直径为 3～4 mm，儿童稍大，老年人稍小，两侧等大。直径<2 mm 为瞳孔缩小，直径>5 mm 为瞳孔扩大。

（2）对光反射：用电筒从侧面分别照射双眼，即刻见到瞳孔缩小为光反射正常。照射侧瞳孔缩小为直接对光反射，对侧瞳孔同时缩小为间接对光反射。

（3）调节和辐辏反射：患者注视正前方约 30 cm 处检查者的示指，然后检查者迅速移动示指至患者鼻根部，正常时可见患者双瞳缩小（调节反射）和双眼内聚（辐辏反射）。

（四）三叉神经检查

1. 感觉功能

用针、棉絮和盛冷、热水的玻璃试管测试面部皮肤的痛觉、触觉和温度觉，注意两侧对比，评价有无感觉过敏、感觉减退或消失，并划出感觉障碍的分布区域，判断是三叉神经周围支区域的感觉障碍还是核性感觉障碍。用棉签轻触口腔黏膜（颊、腭、舌前 2/3）检查一般感觉。

2. 运动功能

观察患者两侧颞部和颌部的肌肉有无萎缩，嘱患者做咀嚼动作，以双手指同时触摸颞肌或咬肌，体会其收缩力量的强弱并左右比较。其后患者张口，以上下门齿的中缝线为标准，观察下颌有无偏斜。若存在偏斜，应以下门齿位移多少（半个或 1、2 个齿位）标示。一侧三叉神经运动支病变时，病侧咀嚼肌的肌力减弱，张口下颌偏向患侧，病程较长时可能出现肌肉萎缩。

3. 反射

（1）角膜反射：患者双眼向一侧注视，检查者以捻成细束的棉絮由侧方轻触其注视方向对侧的角膜，避免触及睫毛、巩膜。患者的正常反应为双侧的瞬目动作，触及角膜侧为直接角膜反射，未触及侧为间接角膜反射。角膜反射通过三叉神经眼支的传入，中枢在脑桥，经面神经传出，反射径路任何部位病变均可使角膜反射减弱或消失。

（2）下颌反射：患者微张口，检查者将拇指置于患者下颏正中，用叩诊锤叩击拇指背。下颌反射的传入和传出均经三叉神经的下颌支，中枢在脑桥。患者的正常反射动作不明显，阳性反应为双侧颞肌和咬肌的收缩，使张开的口闭合，见于双侧皮质脑干束病变。

（五）面神经检查

1. 运动功能

观察患者两侧额纹、眼裂和鼻唇沟是否对称，有无一侧口角低垂或歪斜，皱眉、闭眼、示齿、鼓腮、吹哨等动作，能否正常完成及左右是否对称。一侧面神经周围性（核或核下性）损害时，病灶侧所有面部表情肌瘫痪，表现为额纹消失或变浅、皱额抬眉不能、闭眼无力或不全、鼻唇沟消失或变浅，不能鼓腮和吹哨，示齿时口角歪向健侧。中枢性（皮质脑干束）损害时仅表现病灶对侧眼裂以下面肌瘫痪。检查时应特别注意鉴别。

2. 味觉

准备糖、盐、奎宁和醋酸溶液，嘱患者伸舌，检查者用棉签依次蘸取上述溶液涂在患者舌前部的一侧，为了防止溶液流到对侧或舌后部，患者辨味时舌部不能活动，仅用手指出预先写在纸上的甜、咸、酸、苦四字之一。每测试一种溶液后用清水漱口。舌两侧分别检查并比较。一侧面神经损害时同侧舌前 2/3 味觉丧失。

（六）前庭蜗神经检查

1. 耳蜗神经

两耳听力分别检查。

（1）粗测法：用棉球塞住患者一侧耳，用语音、机械表音或音叉振动音测试另一侧耳听力，由远及近能够听到声音为止，记录其距离。再用同法测试患者对侧耳听力。双耳对比，并与检查者比较。如果发现听力障碍，应进一步行电测听检查。

（2）音叉试验：常用 C_{128} 或 C_{256} 的音叉检测。①Rinne 试验。将振动的音叉柄置于患者耳后乳突上（骨导），至听不到声音后再将音叉移至同侧外耳道口（与其垂直）约 1 cm（气导）。正常情况下，气导时间比骨导时间（气导＞骨导）长 1~2 倍，称为 Rinne 试验阳性。传导性耳聋时，骨导＞气导，称为 Rinne 试验阴性；感音性耳聋时，虽然气导＞骨导，但气导和骨导时间均缩短。②Weber 试验。将振动的音叉柄放在患者前额眉心或颅顶正中。正常时两耳感受到的声音相同。传导性耳聋时患侧较响，称为 Weber 试验阳性；感音性耳聋时健侧较响，称为 Weber 试验阴性。③Schwabach 试验。比较患者和检查者骨导音响持续的时间。传导性耳聋时间延长，感音性耳聋时间缩短。

音叉试验可鉴别传导性耳聋（外耳或中耳病变）和感音性耳聋（内耳或耳蜗神经病变）（表 1-1）。

表 1-1　音叉试验结果的意义

试验	正常	神经性耳聋	传导性耳聋	混合型耳聋
Rinne	＋	短＋	－	短＋或短－
Weber	居中	偏向健侧	偏向患侧	
schwabach	同正常人	缩短	延长	缩短

注：＋阳性，－阴性

2. 前庭神经

前庭神经为前庭系统的周围部分，其感受器位于半规管壶腹嵴、椭圆囊及球囊的囊斑，功能较复杂，涉及躯体平衡、眼球运动、肌张力维持、体位反射和自主神经功能调节等。前庭神经病变时主要表现为眩晕、呕吐、眼球震颤和平衡失调，检查时应重点注意。

（1）平衡功能：前庭神经损害时表现平衡障碍，患者步态不稳，常向患侧倾倒，转头及体位变动时明显。Romberg 试验：闭目双足并拢直立至少 15 秒，依次转 90°、180°、270°、360°重复一次，身体向一侧倾斜（倒）为阳性。前庭神经病变倾倒方向恒定于前庭功能低下侧。

（2）眼球震颤：前庭神经病变时可出现眼球震颤，眼震方向因病变部位和性质不同而不同。

（3）星形步态迹偏斜试验：闭目迈步前进、后退各 5 步，共 5 次，观察步态有无偏斜及其方向和程度。正常人往返 5 次后不见偏斜，或不固定轻度偏右或偏左，其角度不超过 10°～15°，前庭神经病变者，恒定偏向功能低下侧。

（4）诱发试验：①旋转试验，患者坐转椅中，闭目，头前倾 30°（测水平半规管），先将转椅向右（顺时针）以 1 周/2 秒的速度旋转 10 周后突然停止，并请患者立即睁眼注视前方。正常可见水平冲动性眼震，快相和旋转方向相反，持续 20～40 秒，如果眼震持续时间小于 15 秒提示半规管功能障碍。间隔5分钟后再以同样方法向左旋转（逆时针），观察眼震情况。正常时两侧眼震持续时间之差应小于 5 秒。②冷热水试验，即 Barany 试验：检查患者无鼓膜破损方可进行本试验。用冷水（23 ℃）或热水（47 ℃）0.2～2 mL 注入一侧耳道，至引发眼球震颤时停止注入。正常情况下眼震持续 1.5～2.0 分钟，注入热水时眼震快相向注入侧，注入冷水时眼震快相向对侧。半规管病变时眼震反应减弱或消失。

（七）舌咽神经、迷走神经检查

舌咽神经、迷走神经的解剖和生理关系密切，通常同时检查。

1. 运动功能

询问患者有无吞咽困难、饮水呛咳、鼻音或声音嘶哑。嘱患者张口发"啊"音，观察双侧软腭位置是否对称及动度是否正常，腭垂是否偏斜。一侧舌咽神经和迷走神经损害时，病侧软腭位置较低、活动度减弱，腭垂偏向健侧。

2. 感觉功能

用棉签轻触患者两侧软腭、咽后壁、舌后 1/3 黏膜检查一般感觉，舌后 1/3 味觉检查方法同面神经的味觉检查法。

3. 咽反射

嘱患者张口发"啊"音，用棉签轻触两侧咽后壁黏膜，引起作呕及软腭上抬动作。反射传入和传出均经舌咽神经及迷走神经，中枢在延髓。观察并比较两侧咽后壁刺激时引出的反射活动，舌咽神经和迷走神经周围性病变时患侧咽发射减弱或消失。

（八）副神经检查

副神经支配胸锁乳突肌和斜方肌的随意运动。一侧胸锁乳突肌收缩使头部转向对侧，双侧同时收缩使颈部前屈；一侧斜方肌收缩使枕部向同侧倾斜，抬高和旋转肩胛并协助上臂上抬，双侧收缩时头部后仰。首先观察患者有无斜颈或垂肩，以及胸锁乳突肌和斜方肌有无萎缩。然后嘱患者做转头和耸肩动作，同时施加阻力以测定胸锁乳突肌和斜方肌的肌力，并左右比较。

（九）舌下神经检查

舌下神经支配所有舌外和舌内肌群的随意运动。观察舌在口腔内的位置、形态以及有无肌纤维颤动。然后嘱患者伸舌，观察舌体有无向一侧的偏斜、舌肌萎缩。最后患者用舌尖分别顶推两侧口颊部，检查者用手指按压腮部测试其肌力强弱。一侧舌下神经周围性病变时，伸舌偏向患侧，可有舌肌萎缩及肌纤维颤动。一侧舌下神经核上性病变时，伸舌偏向病灶对侧，无舌肌萎缩和肌纤维颤动。双侧舌下神经病变时舌肌完全瘫痪而不能伸舌。

三、运动系统检查

基本上是检查四肢及躯干的骨骼肌功能，通常按如下顺序进行。

（一）肌肉容积

观察肌肉有无萎缩或假性肥大。选择四肢对称点用软尺测量肢体周径，以便左右比较和随访观察。如果发现肌肉萎缩或肥大，应记录其部位、分布和范围，确定是全身性、偏侧性、对称性还是局限性，可限于某周围神经支配区或某个关节活动的范围。尽可能确定具体受累的肌肉或肌群。右利手者，右侧肢体比左侧略粗，一般不超过 2 cm，且活动正常。

（二）肌张力

肌张力是指肌肉在静止松弛状态下的紧张度。根据触摸肌肉的硬度和被动活动的阻力进行判断。肌张力降低时，肌肉松弛，被动活动时的阻力减低，关节活动的范围增大，见于肌肉、周围神经、脊髓前角和小脑等的病变。肌张力增高时，肌肉较硬，被动活动时阻力增加。锥体束损害时表现为上肢屈肌和下肢伸肌的张力明显增高，被动活动开始时阻力大，终末时突然变小，称为折刀样肌张力增高。锥体外系病变时，表现肢体伸肌和屈肌的张力均增高，整个被动活动过程中遇到的阻力是均匀一致的，名为铅管样肌张力增高；如果同时存在肢体震颤，则肢体被动活动过程中出现规律间隔的短时停顿，犹如两个齿轮镶嵌转动，称为齿轮样肌张力增高。

（三）肌力

肌力是主动运动时肌肉产生的收缩力。通常观察患者随意运动的速度、幅度和耐久度等一般情况，然后嘱患者做某种运动并施以阻力，测试肌力大小；或让患者维持某种姿势，检查者用力使其改变，判断肌力强弱。如果不能抗阻力，可让患者做抗引力动作，抬起肢体的高度或角度；若抗引力动作也不能进行，则应观察肢体在有支持的平面上运动程度。检查肌力时左右对比较为客观，尚需注意右利或左利的影响，两侧肢体（特别是上肢）肌力强弱存在正常差异。

常用的肌力分级标准：0级，肌肉无任何收缩现象（完全瘫痪）；1级，肌肉可轻微收缩，但不能产生动作；2级，肢体能在床面上移动，但不能抬起；3级，肢体能抬离床面，但不能对抗阻力；4级，能做抗阻力动作，但较正常差；5级，正常肌力。

骨骼肌的功能常有重叠，且有些肌肉部位过深，临床上只能对一部分主要肌肉或肌群进行检查。

1. 肌群肌力检查

一般以关节为中心检测肌群的伸屈、外展、内收、旋前、旋后等力量，临床常用的检查方法见表1-2。

表1-2　肌群肌力的检查方法

肩	外展、内收
肘	屈、伸
腕	屈、伸
指	屈、伸、外展、内收
髋	屈、伸、外展、内收
膝	屈、伸
踝	背屈、跖屈
趾	背屈、跖屈
躯干	不借助上肢活动，仰卧位抬头和肩，测试腹肌收缩力；俯卧位抬头和肩，测试脊柱旁肌肉的收缩力

2. 单块肌肉肌力检查

各块肌肉的肌力可选用其相应的具体动作来检测，具体方法见表1-3。并非对每一患者测试所有肌肉的肌力，需针对病情选择重点检查。

表1-3　单块肌的肌力检查方法

肌肉	脊髓节段	神经	功能	检查方法
冈上肌	C4～5	肩胛上神经	上臂外展	上臂取垂直位外展，并施加阻力
冈下肌	C5～6	肩胛上神经	上臂外展	上臂垂直，屈肘90°，上臂用力外旋，将前臂向内侧推
前锯肌	C5～7	胸长神经	肩胛下角外展和向前	伸臂前推，施以阻力，患侧肩胛离开胸壁呈现翼状肩胛

续表

肌肉	脊髓节段	神经	功能	检查方法
背阔肌	C6～8	胸背神经	上臂内收、伸直和内旋	上臂自水平外展位向下用力，并施加阻力
胸大肌	C5～T1	胸前神经	上臂内收、屈曲和内旋	臂部向前平伸，将臂部向外侧推
三角肌	C5～6	腋神经	上臂外展	上臂水平外展位，将肘部向下压
肱二头肌	C5～6	肌皮神经	前臂屈曲和外旋	肘部屈曲、前臂外旋位，使其伸直
肱三头肌	C7～8	桡神经	前臂伸直	肘部伸直位，将其屈曲
肱桡肌	C5～6	桡神经	前臂屈曲和内旋	前臂旋前后屈肘，并施加压力
旋前圆肌	C6～7	正中神经	前臂旋前	肘部半屈，前臂内旋，并施加压力
腕伸肌	C6～8	桡神经	腕部伸直	腕部背屈位，自手背向下压
指总伸肌	C6～8	桡神经	示指至小指的掌指关节伸直	前臂旋前位，维持指部伸直，在近端指节处下压
拇长伸肌	C7～8	桡神经	拇指远端指节伸直	伸直拇指远端指节，并施加阻力
拇短伸肌	C7～8	桡神经	拇指远端指节伸直	伸直拇指远端指节，并施加阻力
拇长展肌	C7～8	桡神经	拇指外展	拇指外展，在第一掌骨施加阻力
桡侧腕屈肌	C6～7	正中神经	腕屈曲和外展	腕屈曲，在桡侧掌部施压
尺侧腕屈肌	C7～T1	尺神经	腕屈曲和内收	腕屈曲，在尺侧掌部施压
指浅屈肌	C7～T1	正中神经	示指至小指的近端指间关节屈曲	屈曲中段指节，并施加阻力
指深屈肌	C7～T1	正中（示、中指）、尺（无名指、小指）神经	远端指间关节屈曲	屈曲远端指节，并施加阻力

肌肉	脊髓节段	神经	功能	检查方法
拇长屈肌	C6~8	正中神经	拇指远端指节屈曲	屈曲拇指远端指节，并施加阻力
拇短屈肌	C8~T1	正中、尺神经	拇指近端指节屈曲	屈曲拇指近端指节，并施加阻力
对掌拇肌	C6~7	正中神经	第1掌骨向掌前转动	各指尖关节伸直，拇指和无名指远端指节掌侧互相贴紧，并将其分开
蚓状肌	C7~T1	正中神经（示、中指）尺神经（无名指、小指）	指间关节伸直	近端指间关节伸直，并施加阻力
手背侧骨间肌	C8~T1	尺神经	手指分开（拇指和小指除外）	手指伸直并分开，检查者将中间三指聚拢
手掌侧骨间肌	C8~T1	尺神经	手指聚拢（拇指除外）	伸直的手指夹住纸条，将其拉出
小指展肌	C8~T1	尺神经	小指外展	伸直的小指外展，并施加阻力
髂腰肌	L1~3	腰丛，股神经	髋部屈曲	仰卧、屈膝、屈髋，并施加阻力
股四头肌	L2~4	股神经	膝关节屈伸直	仰卧、屈膝，施予屈曲
股内收肌群	L2~5	闭孔、坐骨神经	股部内收	仰卧、伸直下肢，两膝并拢，将其分开
臀中、臀小肌	L4~S1	臀上神经	股外展和内旋	仰卧、伸直下肢，分开两膝，使其并拢
臀大肌	L4~S2	臀下神经	髋部伸直	仰卧，下至伸直，抬高下肢，并施加阻力
胫前肌	L4~5	腓深神经	足背屈	维持足部背曲，将足背下压
踇长伸肌	L4~S1	腓深神经	踇趾和足的背屈	足部固定于中间位，背屈踇趾，并施加阻力
趾长伸肌	L4~S1	腓深神经	第2~5足趾和足的背屈	足部固定于中间位，背屈足趾，并施加阻力
腓肠肌、比目鱼肌	L5~S2	胫神经	足部趾屈	膝伸直，足部趾屈，并施加压力

续表

肌肉	脊髓节段	神经	功能	检查方法
踇长屈肌	L5～S2	胫神经	踇趾趾屈	足部固定于中间位，踇趾趾屈，在踇趾远端趾节施加压力
趾长屈肌	L5～S2	胫神经	足趾趾屈	足部固定于中间位，足趾趾屈，并施加阻力
胫后肌	L5～S1	胫神经	足部内翻	足部趾屈位，内旋足部，在足内缘施加阻力
腓骨肌群	L4～S1	腓神经	足部外翻	足部趾屈位，外旋足部，在足外缘施加阻力
股二头肌	L5～S2	坐骨神经	膝部屈曲	仰卧位，维持膝部屈曲，向足侧方向推小腿

3. 轻瘫试验

对轻度瘫痪用一般方法不能确定时，可进行下述试验。

（1）上肢。①上肢平伸或手旋前试验：双上肢平伸，掌心向下，持续数分钟后轻瘫侧上肢逐渐下垂及旋前。②分指试验：手指分开伸直，双手相合，数秒钟后轻瘫侧手指逐渐并拢屈曲。③数指试验：手指全部屈曲或伸直，然后依次伸直或屈曲，做计数动作，轻瘫侧动作笨拙或不能。④环指试验：患者拇指分别与其他各指组成环状，检查者以一手指穿入环内快速将其分开，测试各指肌力。

（2）下肢。①外旋征：仰卧，双下肢伸直，轻瘫侧下肢呈外旋位。②Mingazini 试验：仰卧，双下肢膝、髋关节均屈曲成直角，数十秒钟后轻瘫侧下肢逐渐下垂。③Barre（a）试验或膝下垂试验：俯卧，维持双膝关节屈曲90°，持续数十秒钟后轻瘫侧小腿逐渐下落。④Barre（b）试验或足跟抵臀试验：俯卧，尽量屈曲膝部，使双侧足跟接近臀部，轻瘫侧不能抵近臀部。

（四）共济运动

任何动作的准确完成需要主动、协同、拮抗和固定作用的肌肉密切协调参与，协调作用障碍造成动作不准确、不流畅以致不能顺利完成时，称为共济失调。临床上应注意视觉障碍、不自主运动、肌张力改变和肌力减退等也可影响动作的协调和顺利完成。

一般观察患者穿衣、扣纽扣、取物、写字、站立和步态等动作的协调准确性。主要的检查如下。

1. 指鼻试验

嘱患者外展伸直一侧上肢，以伸直的示指触及自己的鼻尖，先睁眼后闭眼重复相同动作（图1-1）。注意两侧上肢动作的比较。小脑半球病变时患侧指鼻不准，接近鼻尖时动作变慢，并可出现动作性震颤，睁、闭眼无明显差别。感觉性共济失调的指鼻在睁眼时动作较稳准，闭眼时很难完成动作。

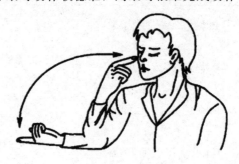

图 1-1　指鼻试验

2. 过指试验

患者上肢向前平伸，食指掌面触及检查者固定不动的手指，然后抬起伸直的上肢，使示指离开检查者手指，垂直抬高至一定的高度，再下降至检查者的手指上。先睁眼后闭眼重复相同动作，注意睁、闭眼动作以及两侧动作准确性的比较。前庭性共济失调者，双侧上肢下落时食指均偏向病变（功能低下）侧；小脑病变者，患侧上肢向外侧偏斜；深感觉障碍者，闭眼时不能触及目标。

3. 轮替试验

患者快速交替进行前臂的旋前和旋后、手掌和手背快速交替接触床面或桌面、伸指和握掌，或其他来回反复动作，观察快速、往复动作的准确性和协调性。小脑性共济失调患者动作缓慢、节律不匀和不准确。

4. 跟膝胫试验

嘱患者仰卧，抬高一侧下肢，屈膝后将足跟置于对侧膝盖上，其后沿胫骨前缘向下移动至踝部（图 1-2）。小脑性共性失调患者抬腿和触膝时动作幅度大，不准确，贴胫骨下移时摇晃不稳。感觉性共济失调患者难以准确触及膝盖，下移时不能保持和胫骨的接触。

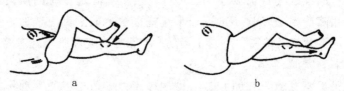

a　　　　　　　　　　　　　　　b

图 1-2　跟膝胫试验

5. 反跳试验

患者用力屈肘时，检查者握其腕部向相反方向用力，随即突然松手。正常人因为对抗肌的拮抗作用而使前臂屈曲迅速终止，阳性表现为患者的力量使前臂或掌部碰击到自己的身体。

6. 平衡性共济失调试验

（1）闭目难立征（即昂白征）：患者双足跟及足尖并拢直立，双手向前平伸，先睁眼后闭眼，观察其姿势是否平衡。睁眼时能保持稳定的站立姿势，而闭目后站立不稳者，称闭目难立征阳性，见于感觉性共济失调。小脑性共济失调患者无论睁眼还是闭眼都站立不稳。一侧小脑病变或前庭病变时向病侧倾倒，小脑蚓部病变时向后倾倒。

（2）仰卧-坐起试验：不能借助手支撑，由仰卧位坐起。正常人于屈曲躯干的同时下肢下压，而小脑性共济失调患者在屈曲躯干的同时髋部也屈曲，双下肢抬离床面，无法完成坐起动作，称联合屈曲现象。

（五）不自主运动

患者不自主地出现一些无目的异常运动。注意其形式、部位、程度、规律和过程，以及与活动、情绪、睡眠、气温等的关系。临床常见的不自主运动如下。

1. 痉挛和抽动

痉挛是肌肉或肌群间歇或持续的不随意收缩，呈阵挛性或强直性。可以是全身的或局部的。抽动为单一或多块肌肉的快速收缩动作，可固定于一处或呈游走性，甚至多处出现，如挤眉、努嘴、耸肩等。

2. 震颤

不自主的节律性振动。静止性震颤见于旧纹状体损害（如震颤性麻痹），运动性震颤见于小脑病变。

3. 舞蹈样动作

无目的、无定型、突发、快速、粗大的急跳动作，为新纹状体病损引起。

4. 手足徐动

肢体远端游走性肌张力增高和降低动作，呈现缓慢的扭转样蠕动。典型表现为手指或足趾间歇、缓慢的扭转动作，为基底节损害的一种表现。

5. 其他

扭转痉挛是肌肉异常收缩引起缓慢扭转样不自主运动，表现为躯干和肢体近端扭转。偏身投掷运动，为肢体近端粗大的无规律投掷样运动，见于侧丘脑底核损害。

（六）姿势和步态

观察患者卧、坐、立和行走的姿势，可能发现对诊断有价值的线索；步态检查可嘱患者按指令行走、转弯和停止，注意其起步、抬足、落足、步幅、步基、方向、节律、停步和协调动作的情况。根据需要尚可进行足跟行走、足尖行走和足跟挨足尖呈直线行走。常见步态异常如下。

1. 痉挛性偏瘫步态

上肢内收旋前，指、腕、肘关节屈曲，行走时下肢伸直向外、向前呈划圈动作，足内翻，足尖下垂（图 1-3a）。见于一侧锥体束病变。

2. 痉挛性剪刀式步态

双下肢强直内收，行走时两足向内交叉前进，形如剪刀样（图 1-3b）。常见于脊髓横贯性损害或两侧大脑半球病变。

3. 蹒跚步态

又称共济失调步态。站立两足分开，行走时步基增宽，左右摇晃，前扑后跌，不能走直线，犹如醉酒者，故又称为"醉汉步态"（图 1-3c）。见于醉酒（可较窄步基平衡短距离行走数步，有别于小脑病变）、小脑或深感觉传导径路病变（看地慢行、闭目不能行走为特点）。

4. 慌张步态

走时躯干前倾，碎步前冲，双上肢缺乏联带动作，起步和止步困难。由于躯干重心前移，致患者行走时往前追逐重心，小步加速似慌张不能自制，又称"前冲步态"（图 1-3d）。见于帕金森病。

5. 摇摆步态

由于骨盆带肌群和腰肌无力，行走缓慢，腰部前挺，臀部左右摇摆，像鸭子走路，又称"鸭步"（图 1-3e）。见于肌营养不良症。

6. 跨阈步态

足尖下垂，行走时为避免足趾摩擦地面，需过度抬高下肢，如跨越门槛或涉水时之步行姿势（图 1-3f）。见于腓总神经病变。

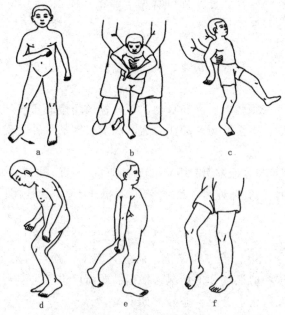

图 1-3 常见异常步态

7. 癔症步态

表现奇特，易变，步态蹒跚，向各方向摇摆，欲跌倒状而罕有跌倒。见于癔症等心因性疾病。

四、感觉系统检查

感觉是感受器受到刺激在脑中的综合反映，包括特殊感觉（嗅、视、味、听）和一般感觉两大项，这里限于躯体的一般感觉。感觉系统检查的主观性强，受患者的理解能力、文化教育程度、年龄等因素影响。因此，检查前应耐心向患者解释检查目的、过程和要求，以取得患者的充分合作。检查必须在安静环境中进行，使患者能够全神贯注，认真回答对各种刺激的感受。检查过程中应嘱患者闭目，切忌暗示性提问，以避免影响患者的真实性感受。检查时应注意左右、上下、远近端等的对比，以及不同神经支配区的对比。痛觉检查应先由病变区开始，向正常区移行（如感觉过敏则应由健区向病区检查）。先查出大概范围，再仔细查出感觉障碍的界限，并应准确画图记录其范围，必要时需多次复查核实。检查结果以正常、减弱、消失、过敏等表示。

（一）浅感觉

1. 触觉

用一束棉絮轻触患者皮肤或黏膜，询问是否察觉及感受的程度。也可嘱患者说出感受接触的次数。

2. 痛觉

用大头针轻刺患者皮肤，询问有无疼痛以及疼痛程度。如果发现局部痛觉减退或过敏，嘱患者比较与正常区域差异的程度。

3. 温度觉

用盛冷水（5～10 ℃）和热水（40～45 ℃）的玻璃试管分别接触患者皮肤，嘱患者报告"冷"或"热"。

（二）深感觉

1. 运动觉

患者闭目，检查者用手指轻轻夹住患者指、趾的两侧，向上、向下移动5°左右，嘱其说出移动的方向。如果患者判断移动方向有困难，可加大活动的幅度，再试较大的关节，如腕、肘、踝和膝关节等。

2. 位置觉

患者闭目，检查者移动患者肢体至特定位置，嘱患者报告所放位置，或用对侧肢体模仿移动位置。

3. 振动觉

将振动的音叉（128 Hz）柄置于患者骨隆起处，如足趾，内、外踝，胫骨，髌骨，髂棘，手指，尺、桡骨茎突，肋骨，脊椎棘突，锁骨和胸骨等部位，询问有无振动的感觉，注意感受的程度和时限，两侧对比。

4. 压觉

用手指或钝物（如笔杆）轻触或下压患者皮肤，让患者鉴别压迫的轻重。

（三）复合感觉

1. 实体觉

患者闭目，用单手触摸常用熟悉的物体，如钢笔、钥匙、纽扣、硬币或手表等，说出物体的大小、形状和名称。

2. 定位觉

患者闭目，用竹签轻触患者皮肤，让患者用手指出触及的部位。正常误差在 1.0 cm 以内。

3. 两点分辨觉

患者闭目，用分开一定距离的钝双脚规接触皮肤。如果患者能感受到两点时再缩小间距，直到感受为一点为止，此前一次的结果即为患者能分辨的最小两点间距离。正常值：指尖 2～4 mm，指背 4～6 mm，手掌 8～12 mm，手背 2～3 cm，前臂和小腿 4 cm，上臂和股部 6～7 cm，前胸 4 cm，背部 4～7 cm。个体差异较大，注意两侧对比。

4. 图形觉

患者闭目，用竹签在患者的皮肤上画各种简单图形，如圆形、四方形、三角形等，请患者说出所画图形。

5. 重量觉

用重量不同（相差 50％以上）的物体先后放入一侧手中，说出区别。患者有深感觉障碍时不做此检查。

五、反射检查

在神经系统检查中，反射检查的结果比较客观，较少受到意识状态和意志活动的影响，但仍需患者保持平静和肌肉放松，以利反射的引出。反射活动还有一定程度的个体差异，有明显改变或两侧不对称（一侧增强或亢进、减弱或消失）时意义较大。为客观比较两侧的反射活动情况，检查时应做到两侧肢体的位置适当，叩击或划擦的部位和力量一样。根据反射改变分为亢进、增强、正常、减弱、消失和异常反射等。

（一）浅反射

1. 腹壁反射（T7～12，肋间神经）

患者仰卧，双膝半屈，腹肌松弛。用竹签沿肋缘下（T7～8）、平脐（T9～10）和腹股沟上方（T11～12），由外向内轻而快地划过腹壁皮肤，反应为该处腹肌收缩，分别称为上、中、下腹壁反射（图1-4）。

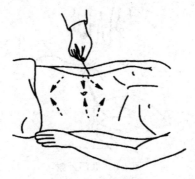

图 1-4　腹壁反射

2. 提睾反射（L1~2，闭孔神经传入，生殖股神经传出）

患者仰卧，双下肢微分开。用竹签在患者股内侧近腹股沟处，由上而下或由下而上轻划皮肤，出现同侧提睾肌收缩，睾丸上提（图1-5）。

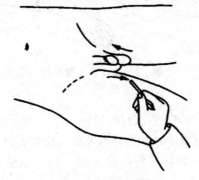

图 1-5　提睾反射

3. 跖反射（S1~2，胫神经）

患者仰卧，膝部伸直。用竹签或叩诊锤柄的尖端轻划患者足底外侧，由足跟向前至小趾跟部转向内侧，正常反射为所有足趾的跖屈。

4. 肛门反射（S4~5，肛尾神经）

患者胸膝卧位或侧卧位。用竹签轻划患者肛门周围皮肤，引起肛门外括约肌的收缩（图1-6）。

（二）深反射

深反射又称腱反射，检查结果可用消失（－）、减弱（＋）、正常（＋＋）、增强（＋＋＋）、亢进（＋＋＋＋）、阵挛（＋＋＋＋＋）来描述。

1. 肱二头肌腱反射（C5~6，肌皮神经）

患者坐位或卧位，肘部半屈，检查者将左手拇指或中指置于患者肱二头肌腱上，右手持叩诊锤叩击手指（图1-7）。正常反应为前臂屈曲，检查者也感到患者肱二头肌的肌腱收缩。

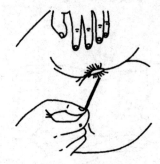

图 1-6　肛门反射

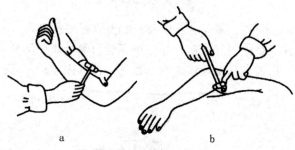

图 1-7　肱二头肌腱反射

a. 坐位；b. 卧位

2. **肱三头肌腱反射**（C6～7，桡神经）

患者坐位或卧位，肘部半屈，上臂稍外展，检查者以左手托住其肘关节，右手持叩诊锤叩击鹰嘴上方的肱三头肌腱（图 1-8）。反应为肱三头肌收缩，前臂伸展。

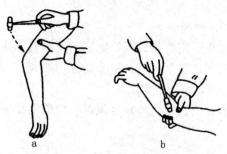

图 1-8　肱三头肌腱反射

a. 坐位；b. 卧位

3. **桡骨膜反射**（C5～8，桡、正中、肌皮神经）

患者坐位或卧位，肘部半屈，前臂略外旋，检查者用叩诊锤叩击其桡骨下端或茎突（图 1-9），引起肱桡肌收缩，肘关节屈曲，前臂旋前，有时伴有手指屈曲动作。

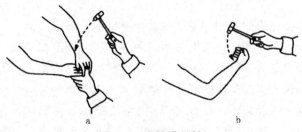

图 1-9　桡骨膜反射
a. 坐位；b. 卧位

4. 膝反射（L2～4，股神经）

患者取坐位时膝关节屈曲 90°，小腿自然下垂，检查者左手托其膝后使膝关节呈 120° 屈曲，叩诊锤叩击膝盖下方的股四头肌肌腱。反应为股四头肌收缩，小腿伸展。若患者精神紧张而不易叩出时，可用加强法检查分散其注意力，嘱其双手指勾紧相反方向用力牵拉，此时叩击，便可引出（图1-10）。

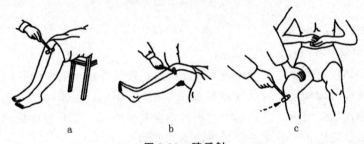

图 1-10　膝反射
a. 坐位；b. 卧位；c. 加强位

5. 踝反射（S1～2，胫神经）

又称跟腱反射。患者取仰卧位或俯卧位，屈膝 90°；或患者跪于椅面上，双足距凳约 20 cm。检查者左手使其足背屈，右手持叩诊锤叩击跟腱。反应为腓肠肌和比目鱼肌收缩，足跖屈（图 1-11）。

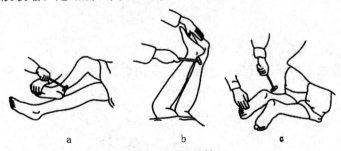

图 1-11　踝反射
a. 仰卧位；b. 俯卧位；c. 跪位

6. 阵挛

是腱反射极度亢进的表现，见于锥体束病变的患者。

（1）髌阵挛：患者仰卧，下肢伸直，检查者以一手的拇指和示指按住其髌骨上缘，另一手扶着膝关节下方，突然而迅速地将髌骨向下推移，并继续保持适当的推力，引起股四头肌有节律的收缩使髌骨急速上下移动者为阳性（图 1-12a）。

（2）踝阵挛：患者仰卧，检查者以左手托其小腿后使膝部半屈曲，右手托其足部快速向上用力，使其足部背屈，并继续保持适当的推力，出现踝关节节律性往复伸屈动作者为阳性（图 1-12b）。

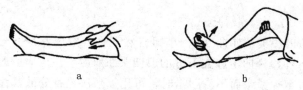

图 1-12　阵挛

a. 髌阵挛；b. 踝阵挛

（三）病理反射

1. 巴宾斯基征（Babinski sign）

方法同跖反射检查，阳性反应为拇趾背屈，其余各趾呈扇形展开（图 1-13）。如果无此反应可增加刺激强度或轻按第 2～5 趾背再试，引出拇趾背屈，即为加强阳性。多次加强阳性，尤其见于一侧，结合其他体征，常有临床价值。是锥体束损害的重要征象，但也可见于 2 岁以下的婴幼儿。

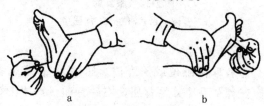

图 1-13　巴宾斯基征

a. 正常反应；b. 阳性反应

2. 类同巴宾斯基征的病理反射

以下为刺激不同部位引起与巴宾斯基征相同的反应（图 1-14）。

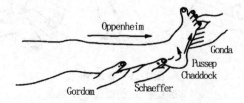

Oppenheim

Gonda

Pussep

Chaddock

Gordom

Schaeffer

图 1-14　类同巴宾斯基征的病理反射

（1）普赛征（Pussep sign）：用竹签自后向前轻划足背外下缘。

（2）舍费尔征（Schaeffer sign）：以手挤压跟腱。

（3）贡达征（Gonda）：紧压足第4、5趾向下，数秒钟后突然放松。

（4）查多克征（Chaddock sign）：足背外踝下方用竹签由后向前轻划皮肤。

（5）欧本海姆征（Oppenheim sign）：拇指和示指用力沿胫骨前缘自上而下推移至踝上方。

（6）高登征（Gordon sign）：用手挤压腓肠肌。

3. 霍夫曼征（Hoffmann sign）（C7～T1，正中神经）

检查者以左手握住患者腕上方，使其腕部略背屈，再以右手示指和中指夹住患者中指第2指节，拇指向下迅速弹刮患者的中指指甲，阳性反应为除中指外其余各指的屈曲动作（图1-15）。用手指急速弹击患者第2～4指的指尖，引起各指屈曲反应，称为特勒姆纳（Trömner）征。

4. 罗索利莫征（Rossolimo sign）（L5～S1，胫神经）

患者仰卧，双下肢伸直，检查者用手指掌面弹击患者各趾距面，阳性反应为足趾向跖面屈曲。罗索利莫手征（C7～T1，正中神经），检查者左手轻握持患者第2～5指之第一指节处，用右手第2～4指指尖急速弹击患者手指末节掌面，引起手指屈曲。

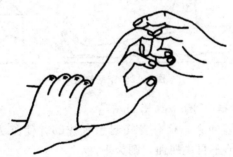

图1-15　霍夫曼征

5. 别赫捷列夫征（Bechterew sign）（L5～S1，胫神经）

患者仰卧，下肢伸直，检查者用叩诊锤叩击患者第3、4跖骨的足背面时，引起足趾急速向跖面屈曲。

在牵张反射明显增高时，刺激一定部位引出指屈曲或趾跖曲反应，常提示锥体束损害，尤以左右不对称、单侧或双足出现更有价值。此时也可归为病理反射。实际上巴宾斯基征一类的𧿹趾背屈在解剖生理上属于跖反射伸性反应，因此，临床上统称伸性病理反射。相对而言，对指或趾屈曲反应则概括为屈性病理反射。

六、脑膜刺激征

软脑膜和蛛网膜的炎症或蛛网膜下腔出血，使脊神经根受到刺激，导致其支配的肌肉反射性痉挛，从而产生一系列阳性体征，统称为脑膜刺激征。

（一）颈强直

患者仰卧，双下肢伸直，检查者轻托患者枕部并使其前曲。如颈有抵抗，下颌不能触及胸骨柄，则提示存在颈强直。颈强直程度可用下颌与胸骨柄间的距离（几横指）表示。

（二）凯尔尼格征（Kernig sign）

患者仰卧，检查者托起患者一侧大腿，使髋、膝关节各屈曲成约90°角，然后一手固定其膝关节，另一手握住足跟，将小腿慢慢上抬，引伸膝关节（图1-16）。如果伸膝困难，大腿与小腿间夹角不到135°时就出现明显阻力，并伴有大腿后侧及腘窝部疼痛，则为阳性。

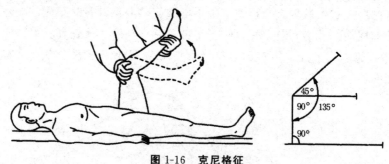

图1-16 克尼格征

（三）布鲁津斯基征（Brudzinski sign）

患者仰卧，双下肢伸直，检查者托起患者枕部并使其头部前曲（图1-17）。如患者双侧髋、膝关节不自主屈曲，则为阳性。

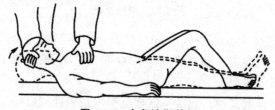

图1-17 布鲁津斯基征

七、自主神经功能检查

（一）一般检查

1. 皮肤

注意观察色泽、质地、温度和营养情况。有无苍白、潮红、发绀、色素沉着、变硬、增厚、菲薄或局部水肿，局部温度升高或降低；有无溃疡或压疮。

2. 毛发与指甲

观察有无多毛、脱发或毛发分布异常，有无指甲变形、变脆及失去正常光泽等。

3. 排汗和腺体分泌

观察出汗情况，是否过多、过少或无汗。有无泪液、唾液等的过多或过少。

4. 括约肌功能

有无尿潴留或尿失禁，大便秘结或失禁。

5. 性功能

有无阳痿或月经失调，性功能减退或性功能亢进。

（二）自主神经反射

1. 眼心反射

压迫眼球引起心率轻度减慢称为眼心反射。经三叉神经传入，中枢在延髓，传出为迷走神经。患者安静卧床 10 分钟后计数 1 分钟脉搏。患者闭目后双眼下视，检查者用手指逐渐压迫患者双侧眼球（压力不致产生疼痛为限），20～30 秒后再计数脉搏。每分钟脉搏减慢 10～12 次为正常，减慢 12 次以上为迷走神经功能亢进，迷走神经麻痹者脉搏无此反应，交感神经功能亢进者脉搏不减慢甚至加快。

2. 卧立试验

体位改变前后各数 1 分钟脉搏。患者由平卧突然直立后如果每分钟脉搏增加超过 12 次，为交感神经功能亢进。由直立转为平卧后若减慢超过 12 次，为副交感神经功能亢进。

3. 皮肤划痕试验

用竹签适度加压在皮肤上画一条线。数秒钟后出现先白后红的条纹为正常。如果白色条纹持续时间超过 5 分钟，为交感神经兴奋性增高；若红色条纹增宽、隆起，持续数小时，是副交感神经兴奋性增高或交感神经麻痹。

4. 竖毛反射

搔划或用冰块刺激颈部或腋部皮肤，引起竖毛反应，如鸡皮状，7～10 秒时最明显，15～20 秒后消失。竖毛反应受交感神经节段性支配（面及颈部是 C8～T3，上肢为 T4～7，躯干在 T8～9，下肢为 T10～L2）。扩展至脊髓横贯性损害的平面即停止，可帮助判断脊髓病灶部位。

第二节 失语症检查

95％以上的右利手及多数左利手其大脑优势半球位于左侧。优势半球外侧裂周围病变通常会引起言语及语言障碍。远离该半球言语中枢的病变引起言语、语言障碍的可能性不大。因此，左侧外侧裂周围动脉分支血供障碍引起的脑盖及脑岛区损伤所致的语言功能（包括发音、阅读及书写）失常称为失语。失语诊断需与精神病、意识障碍、注意力减退及记忆障碍引起的言语障碍及非失语性言语障碍，如构音不良、先天性言语障碍、发音性失用及痴呆性言语不能相鉴别。

一、失语的分类

根据大脑白质往皮质的传入及传出系统病变将失语基本分为运动性失语（MA，与额叶病变有关）、感觉性失语（SA，与外侧裂后部病变有关）、传导性失语（CA，介于额叶与外侧裂后部之间的病变）。除了病变部位以外，失语的分类还与患者的言语表达、理解及复述功能有关。以下为国际上病变部位和临床特点的分类。

（1）外侧裂周围失语综合征：运动性失语；感觉性失语；传导性失语。

（2）分水岭带失语综合征：经皮质运动性失语；经皮质感觉性失语；经皮质混合性失语。

（3）皮质下失语综合征：丘脑性失语；基底节性失语；Merle 四方空间失语。

（4）命名性失语。

（5）完全性失语。

（6）失读。

（7）失写。

二、失语的检查

失语检查是一种繁杂的临床工作，患者失语的表现不仅与疾病本身有关，也与患者的文化程度、工作及家庭环境、智能情况、病程及当时注意力是否完整有关。因此，失语检查应兼顾以上情况，根据目的的不同，选择不同的检查方法。临床上常用的失语检查法有：波士顿诊断失语检查法（BDAE）、亚琛失语检查法（AAT）等。1988 年，北京医院王新德教授根据国外失语研究进展，结合我国国情组织制定了《汉语失语症检查法（草案）》。1992 年，北大医院高素荣教授在 BDAE 的基础上，结合我国国情制定了汉语失语检查法。1992 年，王新德教授对检查法进行了修改，在临床上得到广泛应用。

虽然失语检查法种类繁多，其出发点不尽相同，但检查的基本内容则大同小异，检查时需重点注意以下方面。

（一）与患者的交流

很大程度取决于检查者的技巧，需注意如下情况。

（1）安静的环境，避免干扰。

（2）保持谈话主题，避免话题转换。

（3）言语简练、准确，避免表达含糊、简单（如儿语）。

（4）容许患者停顿、思考（给其充分的时间）；当患者出现理解困难时，应该：①换一种表达方式。②改变回答形式（如将回答问题改为仅以"是"或"不是"回答）。③交谈中经常辅以非言语方式，如表情、手势。④给自己时间，以正确理解患者言语及非言语信息。⑤检查者出现理解不清时，重复问患者。⑥当患者出现与话题完全无关的表达（奇语、自语、自动）时打断患者。

（二）自发言语情况

传统的失语检查法均应该从谈话（自发言语）开始，如要求患者讲发病经过，在谈话过程中，注意患者说话是否费力，音调和构音是否正常，说话句子长短，说出话多还是少，能否表达其意。这对失语诊断十分重要。因此，要求对其作录音记录，需描述的内容如下。

（1）音韵障碍，如语调、发音速度、重音改变等，仔细描述音韵，将有助于对错语的判断。

（2）语句重复，如赘语、回声现象，对特定内容语句重复的描述将有助于失语诊断及预后的判断。

（3）错语：需说明患者的错语形式、语音性错语（"桥"—"聊"）或语义性错语（"桌子"—"椅子"），是否存在新语或奇语。

（4）找词困难：为失语患者最常出现的症状，其结果是患者出现语义性错语，如以近义词替代目标词（桌子—椅子），称为近义性语义错语；或以不相干性词代替目标词（桌子—花），称为远义性语义错语；其他找词困难的表现为语句中断、语句转换（如"您知道我说的意思……"）、语句重复或持续现象；过多错语的后果为"奇语"。

（5）失文法现象：在语句层面出现的语法错误称为失文法，如"电报性言语"（患者省略功能词——副词、助词等，而仅以名词、动词表达，如"头痛，医生……"）；或文法错用，即语句中功能词过多或错用。

（三）命名检查

命名检查包括如下8个方面。

（1）听患者谈话，从谈话中看有无命名问题。

（2）判断患者对看见的物品命名的能力，以现有环境中患者熟悉的物品为主要对象，如表、窗户、被子等。

（3）判断患者摸物品命名的能力，患者存在视觉失认时可给予语句选择，如"草是什么颜色？""用什么点烟？"。

（4）检查通过听刺激命名的能力，如用钥匙撞响声。

（5）判断患者对躯体部位的命名能力，如大拇指、肩、手腕等。

（6）检查者口头描述物品功能，让患者说出其名称；患者出现命名困难时可给予提示，如命名"手表"，将口型作成"手"的发音状态，"这是 sh……"，也可将音头拼出如"这是手……"。

（7）列出某一类别的名称的能力（列名）。

（8）检查命名能力时注意除常用名称外，还应检查不常说的物品一部分或身体一部分，如表带、肘、耳垂等的命名。

单纯命名性失语定位困难，必须结合其他语言功能检查及神经系统体征。命名不能有 3 种情况及不同病灶部位。①表达性命名不能：患者知道应叫什么名称，但不能说出正确词，可接受语音提示。病灶大多在优势半球前部，即 Broca 区，引起启动发音困难，或累及至 Broca 区纤维，产生过多语音代替。②选字性命名不能：患者忘记了名称，但可描述该物功能，语音提示无帮助。但可从检查者提供名称中选出正确者，此种命名不能的病变可能在优势半球颞中回后部或颞枕结合区。③词义性命名不能：命名不能且不接受提示，亦不能从检查者列出名称中选出正确者。实际上，患者失去词的符号意义，词不再代表事物，其病变部位不精确。但最常提出的部位为优势半球角回，角回与产生选字性命名不能的皮质区接近，临床上两种命名不可能混合出现，但纯粹型亦分别可见。

（四）理解

理解包括对词、句朗读的理解（图 1-18），典型的检查方法是检查患者对口头指令的反应，让患者从图中选择检查者发音的意思，可从简单地指一物开始，继而指不相关联的几件物，还可说某一物的功能让患者指出该物。行动无困难者还可让患者做一系列动作。也可采用是（否）问题。

在床上检查失语时，需注意避免常用命令词"将眼睛闭上""将口张开"或"将舌头伸出来"，因患者可以完成指令的正确性因检查者无意识的暗示动作而具偶然性。

检验患者对句子的句法结构的理解程度需通过专项测试。

失语患者对口语的理解罕见全或无现象，既不是全不懂，亦不是全懂。有些患者理解常用词，不理解不常用词；有些理解有具体意义的名词，不理解文法字，如介词、副词；有些理解单个名词，不理解连续几个名词。检查者对口语理解的检查及判断必须非常小心。

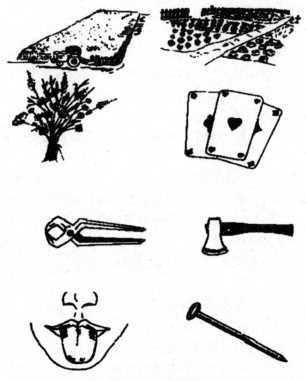

图 1-18　失语症检查

（五）复述

检查复述能力对于急性期语量减少的患者特别重要，因为复述能力保留较好者一般其预后较好。复述可在床边检查，且容易判断其功能是否正常。检查者可从简单词开始，如数字、常用名词，逐渐到不常用名词、一串词、简单句、复杂句等，再到无关系的几个词和文法结构复杂的句子。很多患者准确重复有困难，甚至单个词也不能重复。不能重复可能因患者说话有困难，或者是对口语理解有困难。但有些患者的复述困难比其口语表达或理解困难要重得多。复述困难提示病变在优势半球外侧裂周围。如 Broca 区、Wernicke区及二区之间联系纤维。有些患者尽管自发谈话或口语理解有困难，但复述非常好。一种强制性的重复检查者说的话称模仿语言。完全的模仿语言包括多个短语、全句，以致检查者说出的不正确句子、无意义的字、汉语均可模仿。模仿语言可以是患者只能说的话，有些患者在模仿语言后又随着一串难以理解的话。显然，患者自己也不知自己在说什么。

大多数模仿语言患者有完成现象，如检查者说一个未完成的短语或句子，患者可继续完成，或一首诗、儿歌由检查者开始后，患者可自动接续完成。有些患者重复检查者说的词或短语时变成问话的调，表明他不懂这个词或短语。模仿语言最常见于听理解有困难的患者。以复述好为特点的失语提示病变在优势半球边缘带区。

（六）书写

书写检查为专项检查，对患者作听写检查时主要会出现以下表现。

（1）患者对字空间结构失认，故此为结构性失用，而非失语。

（2）音韵障碍：患者出现音韵错写。

（3）词错写：患者将词写错。

（4）严重病例常会出现书写中断或音节持续书写或自动症的表现。

（七）阅读

阅读障碍称失读，由于脑损害导致对文字（书写语言）的理解能力丧失或有障碍，要注意读出声与理解文字是不同的功能。失读指对文字的理解力受损害或丧失。有说话障碍者不能读出声，但理解。阅读检查大致较容易，让患者念卡片上的字或句，并指出其物或照句子做，可完成如此水平则让患者念一段落，并解释。不完全阅读障碍可表现为常用字保留较好，名词保留较好，不常用字则不理解。

临床上鉴别失语较为简单的方法为 Token-Test（Orgass，1983 年）。

失语检查对区分失语类型、判断失语转归，进一步确定失语治疗方案意义重大。在临床上，需耐心做反复练习方能熟练，在作失语诊断时需慎重，因与检查技巧等诸因素有关。有关失语分类可参照相应书籍，在此不赘述。

第三节　智能、失认、失用检查

对患者智能的检查需从患者的理解、记忆、逻辑思维以及对日常的生活常识的掌握上来评价，常需要家属提供病史和描述患者的活动，并结合神经系统检查和选择性特殊检查等结果。临床上，智能的检查首先要从以下几方面来进行。

一、意识状态

智能检查首先需判断患者的精神状态，第一步就是要仔细检查患者在被检查时的意识水平，这包括与脑干网状激动系统有关的醒觉状态和大脑皮质功能有关的意识内容两部分；第二步是记录检查时患者意识水平的状态及其波动。一般观察通常就能够确定醒觉异常，但对醒觉意识错乱状态定量则需要做正规测验。数字广度是最常用的检查方法：检查者按每秒钟一个字的速度说出几个数字，立即让患者重复如能复述数字达 7 ± 2 个则认为正常，不能重复 5 个或 5 个以下数字的患者即有明显注意力问题。另一个方法是"A 测验"，一种简单的持续进行的试验。检查者慢慢地无规律地说英文字母，要求患者在每说到"A"时作表示。30秒内有一个以上的遗漏即表明有注意力不集中。

二、精神状况与情绪

描述当时患者的精神状况及情绪情况有助于对智能评定结果的判定，常需要通过直接与患者的接触和询问家属及护理人员，来了解患者吃和睡的情况，患者的一般行动和精神状态如何（如患者是整洁的还是很肮脏的，对待他人的行为如何，患者对周围事情的反应是否正常，有无大小便失禁等）。情绪状况包括患者内在情感和主观情感，也可反映患者的人格特点。可以问患者"你内心感受如何?"或者"你现在感觉怎么样?"。提问包括患者现在或过去是否产生过的自杀念头及实施的行为方式，抑郁是常见的心境障碍，可用"症状自评量表（SCL-90）"来检测。

三、言语功能

见本章第二节失语检查部分。

四、视空间功能

此为脑的非口语功能之一。最基本的测验是临摹图画的能力，平面图和立体图都要画，也可让患者画较复杂的图画（图 1-19），判断患者是否还存在着"疏忽"。

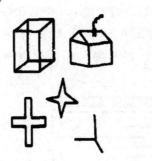 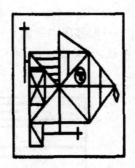

图 1-19　视空间功能检查

五、皮质有关功能

（一）失用

失用为患者在运动、感觉及反射正常时出现不能完成病前能完成的熟悉动作的表现。

（1）结构性失用检查：优势半球顶、枕交界处病变时，患者不能描绘或拼搭简单的图形，常用 Benton 三维检查。

（2）运动性失用：发生于优势半球顶、枕交界处病变时，常用 Goodglass 失用评定法。①面颊。吹火柴，用吸管吸饮料。②上肢。刷牙、锤钉子。③下肢。踢球。④全身。正步走、拳击姿势。

评定：正常——不用实物也能完成；阳性——必须有实物方能完成大部分动作；严重——给予实物也不能完成动作。

（3）意念性失用：优势半球缘上回、顶下回病变时，患者对精细动作的逻辑顺序失去正确观念。检查时让患者按顺序操作，如"将信纸叠好，放入信封，封上"，患者表现为不知将信与信封如何处置。

（4）穿衣失用：右顶叶病变时，患者对衣服各部位辨认不清楚，不能穿衣，或穿衣困难。必须确定患者是否有过分的穿衣或脱衣困难，特别是要注意患者有无趋向身体一侧穿衣和修饰，而忽视另一侧（一侧忽视）；在穿衣时完全弄乱，胳膊或腿伸错地方。不能正确确定衣服方位（视空间定向障碍），或者有次序问题，为视空间失认的一种表现。

（5）意念运动性失用：因缘上回、运动前区及胼胝体病变所致，患者不能执行口头指令，但能下意识做一些熟悉的动作，检查者可让患者模仿，如检查者做刷牙动作，让患者模仿，或让患者"将手放在背后，并握拳"。不能完成者为阳性。

（二）失认

（1）视觉失认检查（视觉疏忽检查）：Schenkenberg Line Disection 指导语是"请您在每条线的中点划一条竖线"，让患者在每根线上的中点作等分记号，单侧漏记 2 根者，或中点偏移距离超出全线长度 10% 者均为阳性。检查者同时应注意患者有无口头否认身体被忽视部分有任何缺陷，或该部位与自体的关系。见图 1-20。

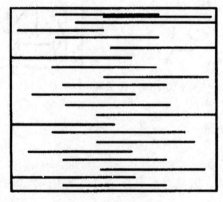

图 1-20 视觉失认检查

（2）左右失认：检查者口述左右身体某部位名称，嘱患者指出或抬起（手或脚），进一步的测验可以给较复杂的指令，例如"用你的左手摸你的右耳"，回答不准确者为阳性。

（3）手指失认：说出手指的名称，让患者指出；或要求患者说出每个手指的名称，如说不出，可要求患者按检查者说的名称伸出手指。如仍做不到，检查者可刺激患者一个手指且不让患者看见，而要求患者活动另一手的同一手指。回答不准确者为阳性（特别要让患者指认不常用的手指如无名指）。

（4）辨认身体部分：要求患者指出身体的部位（眼、耳、口、手）和说出身体部位名称。

（5）穿衣困难（见本节穿衣失用部分）。

（三）额叶功能

（1）连续动作：当额叶病变时，运动失去有效的抑制，患者做手连续动作的能力下降，不能顺利、流畅地完成"拍、握拳、切"的动作。亦可让患者敲简单节律，看患者重复的能力，完成做-不做测验（当检查者敲一下时，患者敲二下，检查者敲二下时，患者不敲）。

（2）一笔画曲线：当额叶病变时，运动失去有效的抑制，患者一笔画会出现偏差，见图1-21。

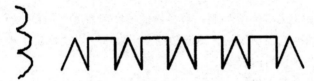

图 1-21 额叶功能检查

六、记忆测验

（1）即刻回忆：在短时间内完全准确地保存少量信息的能力称即刻回忆，常以测数字广泛来评定。

（2）记住新材料的能力：亦称近事记忆或短时记忆。一个简单的方法是将自己的名字告诉患者，几分钟后让患者回忆此名字，亦可提出三或四个不相关的词。如"紫红色、大白菜、图书馆、足球场"，让患者复述出来，然后在进行其他检查5～10分钟后，要求患者回忆这些词。

（3）回忆过去记住过知识的能力：称为远事记忆或长期记忆。此功能对于不同文化层次的患者难以判断，因为检查者不知道患者过去已熟悉的知识是哪些。可以问一些常识性问题，如政治、个人历史等。

（4）名称。

（5）虚构：患者对普通问题给予古怪的或不正确的回答称虚构。如对星期几或日期回答不正确，对方向问题回答错地方，或说出最近并未发生过的个人活动。

（6）健忘：是启动回忆的问题，而不是记住新知识的问题，每个人都有健忘趋势，且随正常年龄增长而加重。

七、计算能力

计算要求熟练应用已学会的数字功能，做加、减、乘、除题，结果必须与患者的教育水平和职业一致。一个常用的计算测验是从 100 减 7 开始，连续演算减 7 的能力。

八、临床上常用的痴呆评定量表

痴呆是一个复杂的综合征，是获得性的大脑皮质高级功能的全面障碍。早期痴呆患者，标准的智力测验和记忆测验仍是首选。而在中重度痴呆患者的评定时，由于病情的进展无法完成复杂的成套测验，或在初步筛选时为了减少临床工作的压力，应考虑选用短小、简便的测验。以下介绍几个国内外最广泛应用的测验。

（一）简易精神状况检查法（MMSE）

1975 年，由 Folstein 等编制，有良好的信度和效度，简单易行，主要使用对象为老年人，国外已广泛采用。测验包括 20 题、30 项，答对 1 项记 1 分，不答或答错记 0 分。修订后内容如下。

（1）定向力：共 10 项。

现在是哪一年？

现在是什么季节？

现在是几月？

今天是几号？

今天是星期几？

你能告诉我现在我们在哪个省、市？

你住在什么区（县）？

你住在什么街道？

这儿是什么地方？

这里是几层楼？

（2）记忆力：包括 3 项。

现在我要说 3 样东西的名称，在我讲完之后，请你好好记住这 3 样东西，因为等一下我要再问你的："皮球""国旗""树木"，请你把这 3 样东西说一遍（检查者只说 1 遍，受试者无须按顺序回忆，回答出 1 个算 1 项）。

（3）注意力和计算力：包括5项。

现在请你从100减去7，然后从所得的数目再减去7，如此一直计算下去，把每一个答案都告诉我，直到我说"停"为止（连减5次，每减1次算1项，上一答案错误，而下一正确，算正确）。

（4）回忆：包括3项。

请你说出刚才告诉你的3样东西，每样记1分。

（5）语言：包括9项。

（出示手表）请问这是什么？

（出示铅笔）请问这是什么？

现在我要说一句话，请你清楚地重复一遍，这句是"四十四只石狮子"（检查者只说1遍，受试者需正确复述，吐字准确方算对）。

（出示写了"闭上你的眼睛"的纸）请你照着这张卡片所写的去做。

我给你一张纸，请你按我说的去做，"用你的右手拿这张纸，用双手把纸对折起来，放在你的左腿上"。（每个动作算1项，共3项）。

请你说一句完整的句子（要求有意义、有主语和谓语）。

（出示两个等边五角形交叉的图案，图1-22）这是一张图，请你在同一张纸上照样把它画出来。

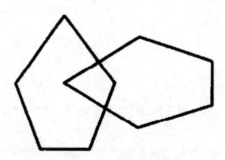

图 1-22　精神状况检查

本测验的划界分原作者提出为≤24分。我国部分学者发现，测验成绩与文化程度密切相关，提出根据文化水平来划分：文盲≤17分；小学≤20分；初中及以上≤24分。

（二）修订的长谷川痴呆量表（HDS-R）

1974年，由日本学者长谷川（HASEGAWA）编制。该量表评分简单，不受文化程度影响，有较高的敏感性和特异性，是筛选老年性痴呆的较理想的工具。总分30分，划界分为22分，见表1-4。

（三）日常生活活动能力（ADL）

日常生活活动能力是国外常用的评定躯体功能状况的指标，特别在老年医学中应用广泛，具有实际意义和可行性，反应病变的严重程度，可以作为诊断及疗效观察的指标之一。评定条目包括基本生活能力（吃饭、穿衣、洗漱、上下床、室内走动、上厕所、大小便控制以及洗澡等）和操作性能力（如购物、做饭、一般轻家务、较重家务、洗衣、剪脚趾甲、服药、管理个人钱财、使用电话、乘公共汽车、在住地附近活动、独自在家等）。评定方法是每项活动完全自理为 0 分、有困难需帮助 1 分和需人完全照顾 2 分。

表 1-4　HDS-R 项目及评分项目内容评分

项目内容	评分
（1）您多大年龄？（±2 岁）	0 1
（2）现在是哪年？	0 1
哪月？	0 1
哪日？	0 1
星期几？	0 1
（3）这是什么地方？（5 秒内回答正确给 2 分）	0 2
"医院""办公室？"正确选择给 1 分	0 1
（4）即刻回忆 3 个单词，每个 1 分	0 1 2 3
A. a. 樱花 b. 猫 c. 无轨电车	
B. a. 梅花 b. 狗 c. 汽车	
（每次测验用上述一种形式）	
（5）100 减 7 等于多少？	0 1
再减 7 等于多少？	0 1
（6）倒说数字 6-8-2，3-5-2-9（各 1 分）	0 1 2
（7）回忆问题（4）中的 3 个单词，每一个正确回答给 2 分，提示后回答正确给 1 分	a. 0 1 2 b. 0 1 2 c. 0 1 2
（8）出示 5 种物品（烟、火柴、钥匙、手表、钢笔）然后收起，要求患者回忆，每个 1 分	0～5
（9）说出尽可能多的蔬菜品种，如超过 10 秒钟不能说出下一个，即终止，在说出 5 种后，每说出一种给 1 分	0～5

（四）Hachinski 缺血指数量表

血管性痴呆起病迅速呈阶梯性变化，并有明显的局灶性神经系统体征，常与 Alzheimer 老年痴呆同时混合发生。两者有时鉴别十分困难。临床上常用 Hachinski 缺血指数量表作鉴别筛。

九、神经心理学评定的影响因素

（一）来自被试者的各种心理干扰

大脑损害的患者除有高级心理功能障碍外，往往还有瘫痪、头痛等躯体症状。患者通常情绪低沉，容易疲乏。由于体力和心理上的原因，一般不能承受复杂的测验作业，这时必须根据患者的具体情况，选用其能胜任的较简单的测验，或分段进行。被试者对测验有顾虑时，要做好解释工作，操作过程中要调动和保持其积极性，避免因情绪影响测验成绩。

（二）来自外界的影响

测验时，主试者和在场人员无意中流露的面部表情、语调变化和言语暗示，都会影响被试者的操作，应尽量避免。在场无关人员（如病友、工作人员和家属）最好回避。主试者对测验的程序、步骤、指导语以及评分标准不统一，也会影响测验结果。

第四节　前庭功能检查

前庭功能的检查目的为发现前庭神经是否受累？若受累，是属于中枢性还是周围性？检查时主要临床主诉为眩晕，其主要观察对象为眼球震颤。

眩晕：系统性眩晕是前庭客观主要症状之一，表现为旋转感、晃动感、上升感或向一侧倾倒感。这种感觉在睁眼闭眼时均存在，且常伴自主神经症状，如出冷汗、呕吐、低血压等。

一、自发体征检查

（一）眼球震颤检查

1. Frenzel-眼镜试验

本试验为诊断自发性眼球震颤的方法。在双颞部置一个光源，将双侧眼球置于光源下，通过放大镜使得自发性震颤能被观察到，检查在暗室中进行。

2. Kaloric 眼球震颤检查

将 44 ℃水及 30 ℃水对外耳道作灌注，由此可诱发眼球震颤。

（二）误指试验（Bárány 示指试验）

患者被要求用手指指向固定的目标（如将检查者手指置于患者肩胛骨高度。让其睁眼指准后，闭眼重复）。检查可站立时进行，也可平卧进行；单臂及双臂均可。

（三）自发性偏倒

1. Unterberger-Tret 试验

将患者置于暗室中，嘱其闭眼，双臂平举，原地踏步。注意杂音及一侧的光线可影响试验。下肢应尽量抬高（大腿约至水平），试验持续时间不应少于

30 秒。患者作旋转走动，无位置偏移为正常。

2. 手臂固定试验

嘱患者闭眼，将双臂前伸站立，异常时患者的手臂均向同一侧偏向。

二、各种检查的意义

（一）迷路综合征

迷路综合征（即周围性眩晕）表现为如下方面。

（1）向对侧的快速眼球震颤。

（2）Romberg 征倾倒，行走偏向病灶侧。

（3）Unterberg-Tret 试验偏向病灶侧（行走 50 步后至少偏向 45°）。

（4）手臂固定试验偏向病灶侧。

（5）Bárány 示指试验手臂偏向病灶侧（手臂高的一侧指向目标，在闭眼时自上而下缓慢垂直指向目标）。

（6）Kaloric 试验反应性减低或消失。

（二）中枢性眩晕

与周围性眩晕表现不同，其症状常常是分离，如双臂向相反方向偏向，或快速眼球震颤成分伴旋转性眼球震颤。诊断标准如下。

（1）特殊情况下可见垂直性眼球震颤。

（2）特殊情况下可见旋转性眼球震颤。

（3）特殊情况下可见分离性眼球震颤。

（4）反向性前庭综合征：即表现与迷路综合征相悖的症状。

（5）可以发现脑干病变的症状，如眼肌麻痹。

一般温水试验或旋转试验是由耳鼻喉科医师进行检查，若神经科医师欲做快速检查，可以将患者平卧，躯体（包括头部）抬高 30°角，或让患者直立坐位，头部向后仰 60°角。将室温 100～200 mL 的水或 5～10 mL 冰水灌注左耳，通常可诱发慢相向左、快相向右的水平性眼球震颤。患者向左倾倒，并出现恶心和眩晕。若此反应缺如，则说明前庭反应性差，脑干与迷路间的通路中断。

第五节　昏迷患者神经系统检查

昏迷患者由于意识丧失，不能合作进行满意的体格检查，包括神经系统检查，因此对诊断和处理增加了困难，下面我们介绍昏迷患者特殊的检查方法和临床意义。

一、眼部体征

（一）眼睑

昏迷患者肌肉松弛，常呈半睁半闭状，与癔症性假性昏迷患者的双眼睑紧闭有本质上的区别，后者是一种有意识的随意肌活动。

（二）球位置和运动

（1）两眼球向上或向下凝视，常提示中脑四叠体附近的病变，如丘脑出血。

（2）分离性眼球运动，一侧眼球向上而另一侧眼球向下，常见于小脑病变引起的昏迷。

（3）双眼球固定偏向一侧，常提示该侧额中回后端或另一侧脑桥有破坏性病变。

（4）双眼球呈钟摆样活动，常由脑干病变所致，如脑桥肿瘤或出血。

（5）两眼球浮动，当浅昏迷时可见眼球水平或垂直性自发性浮动，以水平浮动多见，说明昏迷尚未到达中脑功能受抑制的深度，少数情况下见于脑桥病变。

（6）一侧眼球固定、瞳孔扩大，又伴球结膜水肿、高热者，则为海绵窦血栓静脉炎。

（7）反射性眼球运动，昏迷患者由于眼球自发性侧向运动消失或受限时，可利用反射性眼球运动的检查来测定侧视及垂直运动的范围。

转头试验：将昏迷患者的头水平地分别向两侧转动，注意观察两眼球运动，可见两眼球很快地协同转向对侧。此反射由迷路、前庭、侧视中枢、内侧纵束、眼球运动神经与眼肌参与。正常人此反射受大脑皮质的适应性抑制而无反应或反应不明显；当皮质功能低下（昏迷）、两侧额叶或弥漫性大脑半球病变时可出现，随着昏迷的加重此反射又消失。

头仰俯试验：正常人在头屈向前时眼球向上仰视，头向后仰时眼球向下。这一反射由颈肌本体感觉、前庭系统及脑干的垂直凝视中枢（丘脑底部的后连合）来完成。此反应障碍主要病损见于丘脑及丘脑底部，如脑出血、脑肿瘤。

（三）瞳孔

观察昏迷患者的瞳孔大小、形态和位置的两侧对称性及对光反射都是很重要的，这些对确定神经系统损害的部位、程度及性质很有帮助。

（四）角膜反射

角膜反射是判断昏迷深浅的重要标志之一，如果角膜反射消失，说明昏迷较深。

二、脑膜刺激征

昏迷患者都必须检查脑膜刺激征，这有助于昏迷病因的诊断。

（1）脑膜刺激征阳性，包括颈项强直、Kernig 征和 Brudzinski 征阳性，见于脑膜炎、蛛网膜下腔出血和脑出血。

（2）颈项强直明显，而 Kernig 征和 Brudzinski 征不明显或为阴性，提示有枕骨大孔疝的可能性。

（3）急性脑血管意外的患者，偏瘫侧 Kernig 征可不明显。

（4）婴幼儿患者的脑膜刺激征判断困难，前囟膨出可资参考。

（5）任何原因引起深度昏迷时，脑膜刺激征往往可以消失。

三、面瘫

一侧面瘫时，可见面瘫侧鼻唇沟变浅，口角低垂，睑裂增宽，在呼气时面颊鼓起，吸气时面颊陷塌。如果压迫眼眶，正常侧出现面肌收缩，则体征更为明确。检查者欲扒开患者眼睑时，麻痹侧无阻力，正常侧可有阻力。根据上述检查，周围性面神经麻痹则要考虑小脑脑桥角或脑桥病变；中枢性面神经麻痹则为脑桥以上的锥体束损害，可见于脑血管病变和颅内占位性病变。

四、肢体瘫痪

昏迷患者运动功能的检查方法。

（1）压迫患者的眶上切迹，若发现有面神经麻痹，则可能有偏瘫，并观察患者能否以手来反抗，瘫痪上肢则无此反应。

（2）用针或棉签刺激患者的足心或手心，瘫痪肢体不能躲避。

（3）瘫痪的肢体在病变的早期肌张力减低，随后肌张力增高。

（4）瘫痪的下肢呈外旋位。

（5）抬高肢体后瘫痪的肢体呈软鞭样下落。

（6）将肢体放于不自然位置，正常肢体可逐渐移至自然位置，瘫痪肢体则无此反应。

（7）将两下肢被动屈膝成 90°竖立位，放手后瘫侧下肢很快落下，且倒向外侧。

（8）偏瘫侧肢体早期腱反射减低，随后腱反射增高，而深昏迷时腱反射都消失。

（9）偏瘫侧肢体可能引出病理反射，随着昏迷加深，健侧也可引出，而深昏迷时双侧均不能引出病理反射。

昏迷患者的肢体瘫痪，如果为偏瘫，多系急性脑血管病，如内囊出血。交叉性瘫痪，即一侧脑神经麻痹和对侧肢体偏瘫，为脑干病变如脑干肿瘤等。四肢痉挛性瘫痪，见于高颈段脊髓病和颅脊部病变。双下肢截瘫见于急性播散性脑脊髓炎、上矢状窦血栓形成和恶性肿瘤向脑与脊髓转移。

第六节 小儿神经系统检查

小儿神经系统检查的内容和方法与成人的不同是相对的。年龄越大越接近成人，年龄越小差别越大。在这里主要介绍婴幼儿神经系统检查。

一、头颅和脊柱

(一) 头颅

首先要观察头颅外形及大小，每个小儿都要测量头围，沿枕大粗隆及眉尖水平测量头围周径（或测量最大的额枕周径），正常时初生约 34 cm，出生后半年内增长最快，每个月约增 1.5 cm，后半年每个月增长 0.5 cm，第一年共增长 12 cm，1 岁时 46 cm，2 岁时 48 cm，5 岁时 50 cm，15 岁时 53～54 cm。

头颅过小见于脑小畸形、脑萎缩、颅缝早闭，头颅过大见于脑积水、颅内肿瘤、慢性硬膜下血肿、巨脑症。

囟门大小及紧张程度可以判断颅内压是否增高。正常安静坐位时前囟略下凹，有微弱的搏动。紧张程度随体位而变化，卧位及哭泣时紧张度增加。颅内压增高时前囟饱满、膨隆、紧张。前囟应于 1 岁～1 岁半时关闭。闭合过早见于脑小畸形、颅狭小症，闭合过晚或囟门过大见于脑积水、慢性硬膜下血肿。

(二) 脊柱

注意脊柱有无畸形、强直、异常弯曲，有无叩击痛，有无脊柱裂、脊膜膨出。

二、脑神经

(一) 嗅神经

婴儿嗅觉检查有困难，幼儿检查方法与成人相同。

(二) 视神经

婴儿视力检查可观察对照组的一般反应，新生儿大部分时间眼睑闭合，对强光的反应表现为皱眉或不安，足月的新生儿可以短时间注视大的移动物体。瞳孔直接及间接对光反射的检查在各种年龄的小儿均可进行，方法同成人检查。婴儿的眼底检查也很困难，可在入睡后轻轻拨开眼睑检查，必要时可用 2% 后马托品扩瞳后进行。婴儿的眼底与成人不同，正常婴儿的视乳头由于小血管尚未完全分化，主要根据眼底解剖部位进行观察。

(三) 动眼神经、滑车神经、外展神经

注意有无眼睑下垂及斜视，观察瞳孔的形状，两侧是否等大和对光反射。婴

儿在 3 个月以前，很少以双眼固定注视，3 个月以后逐渐使用双眼注视。由于小儿不能充分合作，检查眼球运动时，观察眼球向各方的被动运动。

（四）三叉神经

刺激三叉神经的分布区，观察有无感觉障碍。用棉花轻触角膜，观察反应。还要检查颞肌、嚼肌肌力和下颌有无偏斜。

（五）面神经

对新生儿的面神经检查，主要是在睡眠或安静时以及在表情运动时，观察双侧面部是否对称，有无皱额、闭目无力和嘴角歪斜，较大的小儿可检查舌前 2/3 有无味觉障碍。

（六）听神经

婴儿的听力检查需要耐心和较长时间的观察。新生儿对大声和突然闹声的反应是惊跳或哭叫，第 2 个月时对闹声的反应可以是暂时停止活动，第 3 个月起母亲的声音可引起期待的表现，第 4 个月开始头可转向声音的方向。前庭功能在新生儿已比较完善，各个年龄的幼儿都可进行前庭功能检查。其中以旋转试验最为简便，可以由母亲抱在膝上进行 20 秒旋转 10 次的速度，旋转 10 周，休息 5～10 分钟后，用同法向另一侧旋转，旋转后出现眼球震颤表示一侧或双侧的迷路功能损害和听神经受损。

（七）舌咽神经、迷走神经

如果小儿有吞咽困难、声音嘶哑，提示舌咽、迷走神经有损害。一侧软腭较低或不能上提、咽反射消失均为舌咽神经和迷走神经受损体征。

（八）副神经

注意胸锁乳突肌及斜方肌功能，当斜方肌的上部瘫痪时，该侧肩部变低而肩胛骨上端离开脊柱外移；较大的婴儿嘱其模仿耸肩，以观察有无功能障碍。胸锁乳突肌瘫痪时，表现为头不能向对侧转动；双侧胸锁乳突肌无力，则头不能保持直立。

（九）舌下神经

婴幼儿有吸吮无力、吞咽缓慢和发音障碍时，可能有舌肌无力。可压住婴儿鼻孔，当婴儿张口呼吸时，观察其舌头的运动。

三、运动功能

新生儿的最初数周，肌肉活动是由皮质下及脊髓运动机制控制的，没有随意活动，第 3 个月的婴儿开始有随意运动，首先出现的是肢体近端关节的运动，以后逐渐扩展至肢体的远端。

对出生最初几个月婴儿运动状态的评估，可观察俯卧时头的抬起、踢足的力量，对较大的婴儿，观察坐、站立、行走、奔跑、持物和将物体自一只手转移至另一只手的动作，如有特殊指征，则根据具体情况测定各个肌组的肌力。

四、感觉功能

新生儿已具有痛、触觉，但对刺激的定位能力很差，随着小儿发育成熟，感觉功能亦逐渐变为精确。痛觉的测定可针刺皮肤观察其反应。较大的幼儿触觉和深感觉检查与成人检查相同。

五、反射功能

（一）浅反射

小儿腹壁反射、提睾反射及跖反射检查方法与成人相同，但婴儿期腹壁反射不明显，随着锥体束的发育而逐渐可以引出。11～12 个月以后比较容易引出。男孩提睾反射在 4～6 个月以后才比较明显。跖反射 1 岁半以内小儿出现踇趾的伸或屈的动作，2 岁以后表现为足趾跖屈，此为正常反应。

（二）深反射

小儿深反射检查方法与成人相同，婴儿在出生后数周内有短暂的髌阵挛和踝阵挛是生理现象。

（三）病理反射

小儿病理反射检查方法与成人相同。

（四）小儿时期的暂时性反射

这些反射为小儿生后即出现或以后出现的一些原始反射，随着脑皮层逐渐发育成熟，这些反射逐渐被抑制。

1. 拥抱反射（Moro 反射）

小儿仰卧位，检查者用手托住小儿头肩部，使其呈半坐位，躯干与床面呈 30°，然后迅速使头向后倾下 10°～15°（检查者手不离开患儿头部），这时小儿出现上肢伸直、外展，下肢伸直（但不经常出现），同时产生躯干及手指伸直，拇指及示指末节屈曲，然后上肢屈曲呈拥抱状。还可用其他方法。将小儿仰卧，检查者用手抓住其脚，迅速抬起而不影响头的位置，出现双上肢伸直及外展，同时躯干及手指伸直。

足月新生儿出生后即出现此反射，在生后 3 个月以内明显，以后逐渐减弱，到 5～6 个月时完全消失。

此反射左右应对称，若一侧上肢不能伸直外展，提示可能为臂丛神经损伤、锁骨骨折或偏瘫。

2. 吸吮反射

用手指轻触小儿唇部或用叩诊锤轻击嘴唇，婴儿张嘴并出现口唇及舌的吸吮动作，反射弧传入神经为三叉神经感觉支，传出神经为第 Ⅴ、Ⅶ、Ⅸ、Ⅹ 及 Ⅻ 对脑神经。此反射出生后即出现，4 个月后逐渐被主动的进食动作所代替。反射减弱可由于反射弧神经损伤导致，但常见的是由于缺氧、外伤或感染所致。锥体束病变时，此反射持续不退或重新出现。

3. 握持反射

将一物品或检查者手指从尺侧放入小儿手中，引起反射性抓握。此反射于出生后出现，3～4 个月后消失，代之以有意识的持物，若此反射持续存在，是锥体束受损所致。

4. 颈肢反射

仰卧位，将头转向一侧，反应为与颜面同侧的上、下肢伸直，对侧屈曲。此反射于出生后出现，5～6 个月后消失，过早消失可能有脑性瘫痪或肌张力不全。明显的颈肢反射或出生后 6 个月后持续存在可能为锥体束或锥体外系病变。

5. 侧弯反射

检查者一手托住小儿胸膜部使小儿体位呈俯卧位，一手划小儿侧腰部，正常反应是躯干向刺激侧弯曲，注意两侧是否对称。出生后即可出现，以后逐渐减弱，3 个月消失。若 3 个月后仍持续存在，说明有弥漫性神经疾病。

6. 直立反射和踏步反射

用两手将其自腋窝处抱起竖立，足底触及桌面，可见小儿以足跟站立，下肢伸直，接着躯干及颈部有短暂的伸直，为原始的站立姿势。若将躯干向前倾斜，此时可引起自发的踏步运动，两下肢稍呈交叉状。新生儿出现此反射，2～4 周后消失。如 3 个月后仍持续不消失，站立时以足尖着地，两腿交叉，并伴有腱反射亢进，两下肢伸肌张力增高，提示可能为痉挛性截瘫。

7. 降落伞反应

检查者托住小儿胸腹部，使呈俯卧悬空位，将小儿突然向前下方冲一下，小儿上肢立即伸开，稍外展，手指张开，犹如阻止下跌的动作。正常 9 个月以后出现此反应，检查时注意两侧肢体是否对称，若引不出此反应可能为四肢瘫痪或痴呆。

8. 抬躯反射（landau 反射）

俯卧位，检查者一手托住胸腹部，一手扶在背部，将小儿缓缓抬起，躯干伸直，下肢伸展，若按头使其颈前屈，两侧髋关节屈曲。正常小儿 10 个月后出现，2 岁消失，若托起时垂头垂足为脑发育不良或肌张力低下。

六、脑膜刺激征

小儿脑膜刺激征检查方法与成人相同，但 Kemig 征小婴儿生理性屈肌紧张，故生后 3～4 个月内阳性无病理意义。

第七节　神经心理学评定

神经心理学是近半个世纪逐渐发展起来的一门独立的学科。它是从神经学的角度来研究心理学的问题，即把脑当做心理活动的物质本体来研究脑和心理或脑和行为的关系。神经心理学评定的主要目的是在一定的刺激反应情景下，评价个体的行为，以推论有关人脑结构和功能的关系，是研究神经心理学的重要途径之一。在临床上主要应用于高级神经功能的诊断、药物或外科手术的疗效评定、心理功能的康复、预后的预测以及研究等方面。

一、神经心理学评定的选择原则

神经心理学评定方法种类繁多。临床上常用的有两大类：一类是成套测验；一类是单项测验。成套测验全面检查脑损害患者的心理功能；单项测验专为测查某一种或几种心理功能而设计，可根据病变的性质和部位来选择适当的测验。两种测验各有优缺点。可以根据患者病史、神经病学检查和神经心理学知识来选择适当的测验方法。

（一）一般检查

主要目的是获得对大脑功能状态的总的了解，如智力、记忆力、理解力等。可考虑选择的测验有韦氏成人（或儿童）智力量表、韦氏记忆量表、临床记忆量表、Halstead-Reitan 神经心理学成套测验、Luria-Nebraska 成套神经心理学测验等。

（二）可提供定侧和定位信息的测验

1. 定侧测验

包括：①测定左半球功能的测验，各种类型的言语测验和语文作业，以及测定抽象思维的一些测验，如各种失语症和言语检查、语文记忆、算术运算、威斯康星卡片分类测验、范畴测验等。②测定右半球功能的测验，各种与空间知觉和定向有关的测验，以及与非言语材料的感知和记忆有关的测验等。如触摸操作测验、无意义图形再认、面容认知测验等。

2. 定位测验

（1）额叶：①抽象、概念的转移：颜色-形状分类测验、威斯康星卡片分类测验。②行为的计划性、调整能力：Porteus 迷津测验、伦敦塔测验、算术问题解答。③言语行为的测定：言语表达能力测验、词语流畅性测验。

（2）颞叶：①视觉记忆：Rey 复杂图形测验、本顿视觉保持测验、面容再认测验。②一般记忆：成套记忆测验或单项记忆测验。③遗忘综合征测验：空间记忆作业、逻辑记忆作业、编码学习作业。④听知觉测验：节律测验、语声知觉测验。⑤失语症检查：优势半球病变时。

（3）顶叶：①结构运用：本顿视觉保留测验、Rey复杂图形测验、韦氏成人智力量表中的木块图和图形拼凑测验、HRB中的触摸操作测验。②准空间综合：逻辑-语法测验、数学测验。

（4）枕叶：颜色命名、面容认知测验、重叠图片认知测验。

（三）根据病变性质选择测验

1. 癫痫

一般认为癫痫患者的神经心理学异常主要表现为记忆障碍、注意障碍以及知觉-运动等心理过程的速度有障碍，故可以根据这些挑选有关的测验。

2. 帕金森病

帕金森病患者的神经心理异常主要表现为视空间知觉障碍、记忆障碍和智力障碍等，近年又发现与额叶有关的功能也有改变。可选用相应的量表测验。

二、临床常用的检查方法

下面简要介绍一些目前国内外常用的神经心理学测验。

（一）成套神经心理学测验

（1）Halstead-Reitan 神经心理学成套测验（HRB）：可测查多种心理功能，包括感知觉、运动、注意力、记忆力、抽象思维能力和言语功能。

成人 HRB 由 10 个分测验组成：①范畴测验：要求被试者发现在一系列图片（156 张）中隐含的数字规律，并在反应仪上做出应答。②触摸操作测验：被试者在蒙着双眼的情况下，按利手、非利手、双手的顺序，凭感知觉将不同形状的木块放入相应的木槽中，然后回忆这些木块的形状和位置。③节律测验：听30 对音乐节律录音，辨别每对节律是否相同。④手指敲击测验：用左右手示指快速敲击计算器的按键。⑤失语甄别测验：被试者回答问题、复述、临摹图形和执行简单命令。⑥语声知觉测验：被试者听到 1 个单词或 1 对单词的录音后，从4 个备选词中找出相应的词。⑦侧性优势检查：对被试者写字、投球、拿东西动作的询问和观察，判断其利手或利侧。⑧握力测验：用握力计比较左右握力，反映左右半球功能和运动功能的差异。⑨连线测验：按顺序将阿拉伯数字、英文字母连接起来。⑩感知觉障碍检查：包括听觉检查、视野检查、脸手触觉辨认、手指符号辨认和形状辨认、指尖认字能力等 6 个方面。

通过损伤指数来进行评定分析，分为正常、边缘状态、轻度脑损伤、中度脑损伤和重度脑损伤。该测验由于较全面，加之已标准化，故已成为被广泛接受和使用的神经心理学量表。

（2）Luria-Nebraska 成套神经心理学测验（LNNB）：成人版由 11 个量表、

共 269 个项目组成。每个项目都是针对特定的神经功能。包括运动量表、节律量表、触觉量表、视觉量表、言语感知量表、表达性言语量表、书写量表、阅读量表、算术量表、记忆量表、智力量表。

从以上 11 个量表中挑选出其中某些项目组成附加量表：①定性量表：鉴别有无脑器质性病变。②定侧量表：包括左右半球两个量表，鉴别左或右半球病损。

各量表得分累加得量表粗分，得分越多，表明脑损害越重。

（二）单项神经心理学测验

1. 智力测验

（1）韦氏成人智力量表（WAIS）：是目前国际心理学界公认的比较好的智力测验工具。包括 11 个分测验，分文字部分和非文字部分。文字部分称为言语测验，包括知识、领悟、算术、相似性、数字广度和词汇 6 个分测验；非文字部分称为操作测验，有数字符号、图画填充、木块图、图片排列和图形拼凑 5 个分测验。将所得粗分换算成量表总分，然后在等智商表上查出等值的智商（IQ）。IQ 平均成绩为 100，标准差为 15。IQ 为 100 时表示属中等智力；115 以上时，高于一般人智力；85 以下，低于一般人智力。

（2）瑞文标准推理测验：是一个非文字智力测验。分 A、B、C、D、E 5 组，每组 12 题。每个题目都有一定的主题图，但每张主题图中都缺少一部分，被试者要从每题下面所给的 6～8 张小图片中找出合适于主题图的 1 张，使整个图案合理与完整。将所得分换算成标准分，即可对被试者智力水平做出评价。

2. 记忆测验

（1）临床记忆量表：是中国科学院编制的一套记忆量表，包括指向记忆、联想学习、图像自由回忆、无意义图形再认和人像特点联系回忆 5 项分测验。前两项为听觉记忆，中间两项为视觉记忆，最后 1 项为听觉和视觉结合的记忆。最后按所得记忆商（MQ）衡量被试者的记忆水平。

（2）韦氏记忆量表（WMS）：是国外较广泛应用的成套记忆量表。包括 7 个分测验，分别是个人的和日常的知识、定向力、计数、逻辑记忆、数字广度、视觉记忆和成对联想学习。综合上述 7 个项目的积分，得出记忆商。我国修订的 WMS 增加了 3 个分测验，即记图、再认和触摸记忆。连同 WMS 原有的 7 项，合计 10 项分测验。

（3）语文记忆测验：有数字广度的记忆（包括顺背数字和倒背数字）、词的记忆和故事的记忆。

（4）非语文记忆：有本顿视觉保持测验、Bender-Gestalt 测验、Rey 复杂图形测验、Lhermitte-Signoret 测验等。

3. 知觉测验

（1）视知觉和视结构能力测验：有线的两等份测验、线的方向判断测验、Hooper 视觉组织测验、WAIS 木块图测验、WAIS 图形拼凑测验等。

（2）听知觉测验：HRB 中的音韵节律测验，常用于测查颞叶病变；HRB 中的语声知觉测验可测查持久注意、听与视觉相联系的能力。

4. 注意测验

常用的有划消测验、数字符号模式测验等。

5. 概括能力测验

包括颜色-形状分类测验、威斯康星卡片分类测验和范畴测验等。

6. 执行功能和运动操作的测验

有 Porteus 迷津测验、流畅性测验、钉板测验和失用症检查等。

三、神经心理学评定的影响因素

（一）来自被试者的各种心理干扰

大脑损害的患者除有高级心理功能障碍外，往往还有瘫痪、头痛等躯体症状。患者通常情绪低沉，容易疲乏。由于体力和心理上的原因，一般不能承受复杂的测验作业，这时必须根据患者的具体情况，选用其能胜任的较简单的测验，或分段进行。被试者对测验有顾虑时，要做好解释工作，操作过程中要调动和保持其积极性，避免因情绪低落影响测验成绩。

（二）来自外界的影响

测验时，主试者和在场人员无意中流露的面部表情、语调变化和言语暗示，都会影响被试者的操作，应尽量避免。在场无关人员（如病友、工作人员和家属）最好回避。主试者对测验的程序、步骤、指导语以及评分标准不统一，也会影响测验结果。

第二章 神经内科脑脊液检查

第一节 腰椎穿刺术

腰椎穿刺是神经内科应用非常普遍的辅助检查，通过腰椎穿刺获取脑脊液进行检查对于疾病的诊断有重要价值，应正确掌握其适应证、禁忌证、操作方法和并发症。

一、适应证

（一）诊断方面

1. 颅内病变

了解颅内压力情况，并进一步明确病变性质为炎症性、肿瘤性、血管性、脱髓鞘性、代谢性等。

（1）颅内感染：脑炎、脑膜炎的诊断和鉴别诊断，明确颅内感染的病因是病毒、细菌、结核、真菌、螺旋体、寄生虫以及朊蛋白等。

（2）颅内肿瘤：脑膜癌病诊断，对于靠近脑膜的原发性或转移性颅内肿瘤也有一定的诊断价值。

（3）蛛网膜下腔出血：如临床怀疑蛛网膜下腔出血而头颅CT正常，腰穿检查示血性脑脊液可确诊。

（4）脱髓鞘疾病：多发性硬化、中枢神经系统血管炎等的诊断。

（5）低颅压综合征或良性颅内压增高症。

2. 脊髓病变

了解脊髓腔有无梗阻，病变性质是否为炎症、肿瘤、血管性、脱髓鞘等；椎管造影明确椎管阻塞部位（髓内、髓外硬膜下或硬膜外）、梗阻程度以及病变性质。

3. 多发性神经根病变

有助于吉兰-巴雷综合征的诊断。

（二）治疗方面

（1）椎管内注射药物。

（2）蛛网膜下腔出血者，行脑脊液置换疗法。

二、禁忌证

（1）有脑疝征象或颅内占位性病变有明显颅内压增高及视乳头水肿者。

（2）怀疑后颅凹或枕骨大孔处肿瘤或先天性小脑扁桃体下疝畸形者。

（3）有脊髓压迫症如高颈髓病变或椎管完全阻塞。

（4）严重全身感染败血症或穿刺部位皮肤、皮下组织有局灶感染或脊柱结核者。

（5）开放性颅脑损伤或有感染的脑脊液漏者。

（6）患有凝血障碍或使用抗凝药有明显出血倾向以及血小板计数＜50×10^9/L者。

（7）躁动不安无法合作或生命体征不稳定者。

三、方法

（一）体位摆放

正确的体位是腰椎穿刺成功的关键环节。一般采取左侧卧位，后背靠近床缘与床板保持垂直，头向前胸部屈曲，双手抱膝向腹部紧贴，尽量使脊柱后凸，打开椎间隙便于进针。

（二）穿刺定位

双侧髂后上嵴连线与脊柱中线相交处（L4 棘突），通常以其上 L3～L4 椎间隙或其下 L4～L5 椎间隙作为穿刺部位。

（三）穿刺步骤

常规消毒铺巾，利多卡因局部浸润麻醉。左手固定穿刺点附近皮肤，右手持腰穿针从穿刺点垂直脊背略向头方向倾斜缓慢进针，当阻力突然消失有落空感时提示针尖已进入蛛网膜下腔，此时慢慢抽出针芯可见脑脊液流出，成人一般进针 4～6 cm 左右。放液前连接压力管，做压腹试验证实穿刺针头明确在蛛网膜下腔内，即用手掌深压腹部见脑脊液压力迅速上升，解除压迫后脑脊液压力又迅速下降。待脑脊液在测压管中停至某一平面后，读取数值即脑脊液压力。如病情需要可加做腰穿动力试验，了解脊髓蛛网膜下腔或横窦是否阻塞。压力测定结束后，拔除压力管取适量脑脊液送检。术毕重新插入针芯，迅速拔出穿刺针，无菌纱布覆盖。嘱患者去枕平卧 6 小时。

（四）注意点

（1）正确的体位和准确的穿刺点定位是穿刺成功关键。

（2）怀疑颅内压增高者，可在穿刺前 30 分钟左右静脉滴注脱水剂降颅压；在留取脑脊液时勿将针芯完全拔出，必须缓慢少量留取脑脊液；压力测定时，需使压力管中脑脊液平面缓慢上升，如腰穿压力明显增高 [> 2.9 kPa（300 mmH$_2$O）]，脑脊液从压力管中冒出，则不应继续测压，避免压力突然降低引起脑疝。

（3）如患者血小板明显降低但又急需诊断性穿刺，可在静脉输注血小板后进行。

（4）穿刺如遇阻力无法继续，不需完全拔出穿刺针，可退回至皮下重新定位再进针，以减轻患者皮肤进针疼痛，必要时可更换椎间隙；如穿刺过程中患者出现下肢放射性疼痛，提示触及神经根，可退回，调整方位后再次进针。

（5）测压时，需采用压力管，单靠每分钟滴速计算并不准确。而且患者必须完全放松，头部伸直和双下肢放置舒适体位，如紧张、屏气、咳嗽等均会影响压力测定值的准确性。

四、脑脊液动力学检查

对怀疑存在椎管或横窦阻塞的患者可行压颈静脉试验，简称压颈试验（Queckenstedt test）。主要通过压迫颈静脉，使颅内压增高及颅内静脉系统充血，如颅腔到腰蛛网膜下腔通畅，则增高的压力能完全反映在与腰椎穿刺相连的压力管显示的脑脊液压力上，根据压力上升和下降快慢可初步判断椎管有无阻塞及梗阻程度。颅高压患者或脑出血、颅内占位性病变特别是后颅凹肿瘤者禁行压颈试验，以防止发生脑疝。

（一）方法

1. 指压法

用手指压迫颈静脉 10 秒，观察脑脊液压力上升速度及到达高度，随即迅速放松再观察压力恢复与时间的关系。

2. 压力计法

将血压计袖带缠绕于患者颈部，测定初压后迅速充气至 2.7 kPa（20 mmHg），每 5～10 秒记录一次脑脊液压力，直至压力不再上升稳定为止，然后迅速放掉气囊，同样每 5～10 秒记录一次脑脊液压力直至不再下降；再分别加压到 5.3 kPa（40 mmHg）和 8.0 kPa（60 mmHg），同样方法记录压力随时间变化情况。以时间作为横坐标，脑脊液压力作为纵坐标，绘制曲线图进行分析。

（二）意义

正常情况下，压颈后脑脊液压力可迅速上升 0.98～1.96 kPa（100～200 mmH$_2$O），解除压颈后则迅速（在 10 秒内）下降恢复至初压水平。如果存在椎管完全梗阻则压颈时压力不上升；部分梗阻则表现为脑脊液压力上升和下降速度均缓慢，或上升快下降慢，或不能回到初压水平，称为压颈试验阳性。如一侧颈静脉的脑脊液动力试验阳性而对侧正常，则提示该侧横窦有闭塞。

五、并发症

(一) 腰穿后头痛

最常见。与患者腰穿后即刻站立活动或穿刺失败而多次穿刺使穿刺孔增多导致脑脊液外漏增加有关。表现为低颅压头痛，即坐位或立位时头痛，平卧时缓解。多见于青年女性，通常在腰穿后 12～48 小时出现，可持续数天至两周，但极少出现更长时间的头痛。避免发生应使用细针穿刺，放液量不宜过多，一般为 2～4 mL，不超过10 mL。腰穿后嘱患者去枕平卧 4～6 小时。如出现低颅压头痛，可嘱其卧床休息、多饮水并给予生理盐水静脉滴注。

(二) 神经根痛和腰背痛

穿刺时损伤神经根会引起相应神经根支配区域感觉障碍或神经根痛；穿刺不顺利而反复进行或手法欠佳，穿刺针孔斜面与脊髓韧带不平行，切断韧带纵型纤维，造成韧带失张力而产生腰背部酸痛。

(三) 脑疝

最严重。明显颅高压或后颅凹肿瘤患者腰穿放液时，脊髓腔压力骤然降低，小脑蚓部组织嵌入枕骨大孔形成小脑扁桃体疝，脑干呼吸循环中枢受压危及患者生命。需严格掌握腰穿指征，明显颅高压症状禁行腰穿术。

(四) 其他

如腰穿时刺伤大血管（如马尾根血管）可能出现类似原发性蛛网膜下腔出血症状，表现为脑膜刺激征阳性。如腰穿后患者突感背部剧烈疼痛伴双下肢瘫痪，需高度怀疑穿刺处脊髓硬膜下血肿，多与其有出血倾向有关。

第二节　脑脊液检查

一、压力

(一) 正常

侧卧位脑脊液压力为 0.78～1.78 kPa（80～180 mmH$_2$O）。

(二) 异常及临床意义

(1) 压力大于 1.96 kPa（200 mmH$_2$O）提示颅内压增高，1.78～1.96 kPa（180～200 mmH$_2$O）为可疑增高。主要因病变引起脑组织体积增加或脑脊液量增多，如颅内肿瘤、颅内血肿、脑水肿、脑积水、中枢神经系统感染、代谢性脑病、良性颅内压增高症以及静脉窦血栓形成等。

（2）压力<0.78 kPa（80 mmH$_2$O）为颅内压降低，多与脑脊液分泌减少或循环受阻有关。颅内压降低主要见于低颅压综合征、脱水、休克、脊髓蛛网膜下腔梗阻和脑脊液漏等。

二、常规检查

（一）性状

1. 正常

脑脊液为无色透明样液体。

2. 异常及临床意义

（1）血性脑脊液：需鉴别是穿刺损伤性出血，还是脑出血或蛛网膜下腔出血造成。初步判断可采用三管试验，即按序将脑脊液收集在 3 个试管中，如果血色逐渐变清提示创伤所致；如果 3 管均匀血性，则为脑出血或蛛网膜下腔出血。确切判断可立即离心脑脊液标本，离心后上清液无色透明或隐血试验阴性，考虑新鲜出血即穿刺损伤引起；如上清液呈黄色或隐血试验阳性则提示陈旧性出血；还可通过显微镜观察红细胞，红细胞新鲜完整提示损伤，如皱缩破碎则表明陈旧性出血。

（2）黄变脑脊液：见于脑脊液蛋白含量增高，如含量增多但<1.5 g/L 时脑脊液呈淡黄色；>1.5 g/L颜色为深黄色，见于吉兰-巴雷综合征、中枢神经系统细菌性感染、颅内或脊髓陈旧性出血、脊髓肿瘤、椎管部分梗阻等疾病。当蛋白含量高达 10 g/L 时，脑脊液放置试管后即刻自动凝固如胶样，称为弗洛因综合征（Froin syndrome），常见于椎管完全梗阻患者。

（3）云雾状混浊脑脊液：提示白细胞数增多，多见于炎症，严重者呈米汤样。

（二）细胞数

1. 正常

脑脊液白细胞数为（0～5）×10^6/L，主要是淋巴细胞或单核细胞，无红细胞。

2. 异常及临床意义

（1）白细胞增高多见于脑脊膜和脑实质炎症，也可见于脑血管病、血管炎、脑肿瘤以及脱髓鞘病变等。白细胞数量的多少和分类有助于区分炎症的性质。例如，急性炎症早期或细菌性感染以中性粒细胞增多为主，病毒或慢性炎症如结核以淋巴细胞和单核细胞增多为主。

（2）当穿刺损伤导致血性脑脊液时，由于血液中白细胞污染而使脑脊液中白细胞增高，可通过校正方法计算出脑脊液中真正的白细胞数：如果患者血常规正常，脑脊液中每 $700\sim1\,000$ 个红细胞对应 1 个白细胞。例如，如穿刺损伤的血性脑脊液中含有红细胞 $10\times10^{12}/L$ 和白细胞 $100\times10^{6}/L$，则 $10\times10^{6}/L$ 白细胞是由于穿刺损伤引起，真正的白细胞数应为 $90\times10^{6}/L$；如果患者有明显贫血或白细胞增多，使用以下公式能比较精确地计算，即脑脊液中真正白细胞数＝白细胞（血液）×红细胞数（脑脊液）/红细胞数（血液）。

（三）Pandy 试验

脑脊液蛋白定性试验，利用脑脊液中球蛋白能与饱和苯酚结合形成不溶性蛋白盐，球蛋白含量越高反应越明显。正常为阴性，阳性提示蛋白含量升高。

三、生化检查

（一）蛋白

1. 正常

脑脊液（CSF）蛋白含量为 $0.15\sim0.45$ g/L（$15\sim45$ mg/dL）。

2. 异常及临床意义

（1）蛋白含量升高：CSF 蛋白明显增高常见于化脓性脑膜炎、结核性脑膜炎、吉兰-巴雷综合征、慢性炎症性脱髓鞘性多发性神经病、中枢神经系统恶性肿瘤、脑出血、蛛网膜下腔出血及椎管梗阻等，尤以椎管阻塞时增高显著。细菌性脑膜炎蛋白常达 5 g/L 或以上；结核性脑膜炎常中度增高，常为 $1\sim2$ g/L，但有蛛网膜下腔梗阻时可明显增高；病毒感染蛋白正常到轻度增高，一般为 $0.5\sim1$ g/L。吉兰-巴雷综合征在发病 $1\sim2$ 周后可出现"蛋白-细胞分离现象"（即蛋白明显增高，但细胞数正常），这对诊断有重要意义。

（2）蛋白含量降低：常见于腰穿或硬膜损伤引起的脑脊液漏、身体极度虚弱及营养不良者。

（3）蛛网膜下腔出血或穿刺损伤时，不仅红细胞会进入蛛网膜下腔，血浆蛋白也会进入而引起脑脊液蛋白含量增高。如果患者血浆蛋白浓度正常，用同一试管进行细胞和蛋白测定，则脑脊液中每 1000 个红细胞对应 1 mg 蛋白。

（二）糖

脑脊液中葡萄糖含量取决于血糖高低、血-脑屏障渗透性和脑脊液中葡萄糖无氧酵解的程度。

1. 正常

成人 $2.5\sim4.4$ mmol/L（$50\sim75$ mg/dL），新生儿以及儿童糖含量略高于成人。脑脊液糖的含量为血糖 50%～70%左右。因此，对于血糖异常（如糖尿病）患者，在做腰椎穿刺时化验脑脊液时应同时检查静脉血糖。

2. 异常及临床意义

（1）糖含量增加：常见于糖尿病患者或静脉点滴葡萄糖液体时。

（2）糖含量减少：常见于低血糖、中枢神经系统感染（化脓性、结核性、真菌性）、部分单纯疱疹和带状疱疹性脑膜炎以及脑膜癌病等。大多数病毒性脑膜炎脑脊液葡萄糖含量正常。

（三）氯化物

1. 正常

120～130 mmol/L（700～750 mg/dL），略高于血氯水平，大概是血中浓度的 1.2～1.3 倍。

2. 异常及临床意义

（1）含量减低：见于结核性、细菌性、真菌性脑膜炎以及低氯血症等。尤以结核性脑膜炎最为明显。

（2）含量升高：见于高氯血症。

四、特殊检查

（一）细胞学检查

通常采用玻片离心法收集脑脊液细胞，经瑞-吉常规染色后可在光学油镜下进行逐个细胞的辨认和分类，还可根据需要进行有关的特殊染色，有助于中枢神经系统疾病的定性诊断，指导正确、有效、针对性强的治疗方案的确定，随访病情的转归。脑脊液细胞学检查主要用于以下情况。

1. 中枢神经系统感染

（1）病毒性脑膜炎白细胞数量达到每立方毫米数个至数十个，早期 1～2 天内中性粒细胞含量明显增高（可达 80%），2 天后则以淋巴细胞为主。

（2）细菌性脑膜炎细胞数显著升高，通常为每立方毫米数百到数千个，初期中性粒细胞为主，后期以单核-吞噬细胞反应为主，最后以淋巴细胞和单核细胞为主。

（3）结核性脑膜炎细胞数通常不超过 500×10^6/L，淋巴细胞占优势，但早期中性粒细胞可达 80%。

（4）脑寄生虫病时急性期嗜酸性粒细胞增加，最高可达 95%，嗜碱性粒细胞和淋巴细胞也多见，慢性期单核细胞和浆细胞所占比例高。

2. 蛛网膜下腔出血

蛛网膜下腔出血时出现无菌炎性反应和红细胞引起的单核吞噬细胞反应，4～5 天后含铁血黄素的巨噬细胞出现，出血后数周甚至数月仍可见到。故根据脑脊液中吞噬细胞的有无、胞质内被吞噬物的种类及其状态，可估测出血的时间、出血是否停止以及有无再出血。

3. 中枢神经系统肿瘤

CSF 中发现肿瘤细胞对于中枢神经系统原发性肿瘤和转移瘤有确定诊断价值。由于解剖和病理上的原因，原发肿瘤（髓母细胞瘤除外）的阳性率较低（25％～32％）。而脑转移癌和脑膜癌病的阳性率较高。细胞学检查在脑膜癌病、中枢神经系统白血病、中枢神经系统淋巴瘤等的诊断中有非常重要的意义。

（二）病原学检查

脑脊液细菌、真菌和结核杆菌等涂片、培养和动物接种有助于明确致病菌及制订合适的治疗方案。适当的微生物培养和染色能提高病原菌诊断率，如新型隐球菌采用印度墨汁染色；结核杆菌用罗丹明 B 荧光染色提高检出率；革兰氏染色后镜检发现病原球菌的阳性率为 60％～90％。脑脊液细菌培养主要适用于脑膜炎奈瑟菌、链球菌、葡萄球菌、流感嗜血杆菌等的分离培养。病毒学检测主要包括使用酶联免疫吸附试验（enzyme linked immunosorbent assay，ELISA）方法检查病毒抗体以及采用 PCR 扩增脑脊液特异病毒的 DNA 或 RNA 进行诊断。脑脊液囊虫特异性抗体检测、血吸虫特异性抗体检测对于脑囊虫病、血吸虫病有重要诊断价值。脑脊液螺旋体荧光抗体吸附试验对神经梅毒的诊断有重要作用。

（三）蛋白电泳

脑脊液蛋白电泳的正常值（滤纸法）如下：前白蛋白 2％～6％，白蛋白 44％～62％，α_1 球蛋白 4％～8％，α_2 球蛋白 5％～11％，β-球蛋白 8％～13％，γ-球蛋白 7％～18％。电泳带质和量的分析对神经系统疾病诊断有一定帮助。前白蛋白升高可见于脑萎缩、脑积水和变性疾病；α-球蛋白升高主要见于急性细菌性脑膜炎、结核性脑膜炎等；β-球蛋白升高可见于小脑变性或肌萎缩侧索硬化等神经系统退行性疾病；γ-球蛋白升高常见于脱髓鞘疾病、中枢神经系统亚急性或慢性感染以及颅内肿瘤等。

（四）免疫球蛋白

正常脑脊液免疫球蛋白含量极少，其中 IgG 为 0.01～0.04 g/L，IgA 为 0.001～0.006 g/L，IgM 不能测出。脑脊液中的免疫球蛋白可有两个来源：一部分由血液通过血-脑屏障进入，另一部分是由中枢神经系统自身合成。

确定中枢神经系统内自身合成免疫球蛋白含量对神经系统疾病尤其是多发性硬化的诊断具有重要的价值。临床上有两种方法用于确定鞘内 IgG 合成：定性测定脑脊液中的寡克隆区带（oligoclonal bands，OB）和通过计算公式定量计算是否有鞘内 IgG 合成，目前国内常用的计算公式为 IgG 指数和 24 小时 IgG 合成率。脑脊液 IgG 指数的计算公式为 $\dfrac{IgG（脑脊液）\times 白蛋白（血清）}{IgG（血清）\times 白蛋白（脑脊液）}$，正常值≤0.7；还可以利用上述指标计算 24 小时 IgG 合成率，其意义同 IgG 指数。OB 阳性、IgG 指数和 24 小时 IgG 合成率异常均提示中枢神经系统自身合成免疫球蛋白，常见于多发性硬化。但并非多发性硬化的特异性表现，也可见于其他疾病，如中枢神经系统血管炎、吉兰-巴雷综合征、莱姆病、神经梅毒和多种结缔组织病等。

脑脊液髓鞘碱性蛋白（myelin basic protein，MBP）的测定已经被广泛应用于多发性硬化等疾病的辅助诊断。脑脊液髓鞘碱性蛋白升高提示活动性脱髓鞘病变，常见于多发性硬化，但也可见于其他引起髓鞘破坏的病变。

（五）酶学检查

正常脑脊液谷草及谷丙转氨酶、乳酸脱氢酶和肌酸激酶水平明显低于血清，某些神经系统疾病时脑脊液酶含量可升高，但缺乏特异性。

第三章 神经内科血管超声检查

第一节 彩色经颅超声检查

20世纪80年代，挪威学者Rune Aaslid首创经颅探查颅底大动脉血流动力学变化的非创伤性检查方法——经颅多普勒超声技术（transcranial Doppler，TCD）。TCD探查的基本原理是经超声探头发出低频（2 MHz）脉冲超声束，经颞骨及枕骨大孔将声束射入颅底，这些声束被血管内流动着的红细胞反射回来，并由探头接收。此项检查摒弃了血管造影的创伤性，又弥补了CT、MRI等影像技术的不足，能实时动态地显示生理病理情况下的颅底大动脉的血流状态，且可重复检查。缺点是不能直接测量血管内径，对小于50％的血管狭窄难以做出明确诊断，病变定位不够确切。尽管如此，TCD仍不失为目前临床上无创监测颅内动脉血液流速的有效的手段。

一、检查方法

（一）颅外颈动脉

颅外颈动脉包括颈总动脉（CCA）、颈外动脉（ECA）和颈内动脉（ICA）颅外段。患者仰卧，将4 MHz探头置于锁骨上缘、胸锁乳突肌内侧，声束斜向上，深度20~30 mm，可探及CCA，再由近及远进行多点探测。探头置于下颌角的CCA分叉处，可分别探及ECA和ICA颅外段。ECA具有颅外血管特征，为高而陡直的收缩峰及高峰流速，明显降低的舒张末期流速，高脉动指数、高阻力指数及高收缩峰流速与舒张末期流速比值。ICA颅外段的频谱波形似颅内动脉，具有较圆钝的中等流速收缩峰，较高的舒张末期流速，低搏动指数、低阻力指数及低收缩峰流速与舒张末期流速比值。探测颅外颈动脉时，若声束向上，测得的血流频谱为负向，即血流背离探头；声束向下，则血流频谱为正向，即血流朝向探头，两者意义相同。

（二）颅内动脉

探测颅内动脉时，须经特定的声窗，才能将声束射入颅底。常用的声窗主要有颞窗、枕窗、眶窗等。

1. 颞窗

为基本检查窗，位于颧弓上方，眼眶外缘至耳郭前缘之间，是颞骨骨质最薄的区域，对声束衰减最少。此窗又分为前、中、后3个窗。前窗位于颧骨额突后方，后窗位于耳屏前，前后窗之间为中窗。一般中窗最常用，但老年人因骨质增厚，声窗变小，有时只能在前窗或后窗探测。经颞窗可探测大脑中动脉（MCA）、ICA终末段、大脑前动脉（ACA）、大脑后动脉（PCA），其检出率与年龄、性别等因素有关。健康人中有5%～15%颞窗缺如，以老年女性居多。

2. 眶窗

将探头轻置于闭合的眼睑上，使声束通过眼眶经视神经孔射入颅底。经此窗可探测眼动脉（OA）、颈内动脉虹吸段（CS）。眶窗检出率近100%。

3. 枕窗

患者取俯卧位或坐位，探头置颈后部枕骨粗隆下，声束对准枕骨大孔，可探测基底动脉（BA）、椎动脉（VA）和小脑后下动脉（PICA）。检测成功率可达99%。

二、脑底动脉的辨识

主要依据探头的位置及声束方向、取样深度、血流方向及速度、颈动脉压迫试验、音频特点等加以区别。

（一）MCA

起始取样深度40～50 mm，主干深度40～60 mm，可根据年龄、颅形酌情增减。声束略斜向额顶部，可探及MCA的正向血流频谱，再调节深度探查。压迫同侧CCA，MCA血流速度下降；去除压迫，血流呈一过性增强，迅即恢复正常；压迫对侧CCA，血流无变化。

（二）ICA终末段

探及MCA后，增大取样深度至60～65 mm，出现正负双向的血流频谱，此即ICA终末分叉处，正向为MCA血流频谱，负向为ACA血流频谱，继续增加取样深度，即可得到ICA的正向血流频谱。压迫同侧CCA，ICA血流信号消失。

（三）ACA

首先探测MCA，再增加取样深度至65～75 mm，ICA终末段信号减弱或消失再转动探头调整声束方向，可探及负向的ACA血流频谱；深度达80～90 mm时，可探及对侧的ACA血流频谱，为正向频移。压迫对侧CCA，ACA流速增大；压迫同侧CCA，可使ACA血流方向逆转。ACA变异较大，血管较细，有10%～30%检测不成功。

（四）PCA

探及MCA后增加取样深度至60～70 mm，声束指向后枕部，调整角度，仔细扫查，发现多普勒信号后继续增加深度至出现双向的 BA 末端分叉处信号，再由 BA 末端向外侧追踪同侧 PCA 血流信号，见负向频移为大脑后动脉交通后段（PCA2），位置较深；见正向频移则为大脑后动脉交通前段（PCA），位置较浅。大多数人 PCA 的血液供应来自 BA，压迫同侧 CCA、PCA，血流轻度增快或不变，PCA2 无变化。如果 PCA 供血来自 ICA，压迫同侧 CCA 时，PCA 流速降低。

（五）BA 和 VA

声束向上经枕大孔入颅。取样深度 70～100 mm，获得 BA 的负向血流频谱后，逐渐减小取样深度至 55～70 mm，同时将声束略向两侧偏转，可分别获得两侧 VA 的负向多普勒频移。

（六）OA 和 CS

取样深度 40～50 mm，声束略向内侧倾斜，可探及 OA 的正向血流频谱，其形态具颅外动脉的高阻波形。取样深度增至 55～75 mm 时，可探得 CS 的血流信号。探头略指向上，得到的负向血流频谱，为 ICA 床突上段；声束略指向下，得到的正向血流频谱，为 ICA 海绵窦段。压迫同侧 CCA，OA、CS 信号减弱或消失；压迫对侧 CCA，血流信号增强。

三、主要技术参数及正常值

（一）技术参数

（1）收缩期峰流速（Vs）：为收缩期最大血流速度。

（2）舒张期末流速（Vd）：为舒张期末最大血流速度。

（3）平均峰流速（Vm）：为整个心动周期的平均最大血流速度，很少受心率、心缩力、外周阻力等因素影响，较客观地反映脑血流速度，生理意义最大。

（4）两侧流速差（BVD）：$BVD = Vm1 - Vm2$，为左右两侧对应动脉的流速差。

（5）两侧流速差百分率（PBVD）：$(BVD) = [(Vm1 - Vm2)/Vm1]100\%$，反映两侧脑动脉流速差与高侧流速之间的关系。

（6）收缩期峰流速与舒张末期流速比值（SD）：$SD = Vs/Vd$，评价脑血管的顺应性和弹性。

（7）脉动指数（PI）：$PI = (Vs - Vd)/Vm$，描述血管搏动性。

（8）阻力指数（RI）$RI = (Vs - Vd)/Vs$，反映血管的阻力变化。

（二）正常值

正常值详见表 3-1。

表 3-1　健康成人颅底动脉血流速度（cm/s）

	Vs	Vm	Vd
MCA	80～105	50～80	40～60
ACA	65～95	40～65	30～50

续表

	Vs	Vm	Vd
PCA	50～70	35～55	20～40
BA	45～70	30～55	20～40
VA	40～65	30～45	20～35

SD 正常值 2.3±0.4；PI 正常值 0.65～1.10；RI 正常值 0.5～0.8。

正常脑底动脉血流速度排列顺序依次为：MCA＞ICA＞ACA＞CS＞PCA＞BA＞VA＞PICA＞OA。

两侧对应动脉，尤其是 MCA，正常情况下血流速度相近。两侧流速差大于 25％时有意义。随着年龄增长，脑血流速度逐渐减慢，PI、RI 则逐渐增大。女性脑血流速度略快于男性。

TCD 结果判定时，要依据检测参数的变化，还应结合频谱图形、音频信号、血流方向等因素综合分析。正常频谱图近似一直角三角形，有 3 峰。收缩峰 S_1 陡直，为最高峰；第二峰 S_2 略低，其后有一明显切迹；切迹之后即为舒张峰 D 峰。3 峰依次降低，D 峰之后平稳下降。音频信号音调应平滑柔和，呈微风样，不应闻及杂音。血流方向若有改变，则提示有盗血现象或有侧支循环建立。

TCD 结果可受年龄、PCO_2、血黏度、心功能、血细胞比容、药物等因素影响，且与操作技术有关，故分析时要密切结合临床。

四、临床应用

(一) 脑血管狭窄和闭塞

正常情况下，颈总动脉的血流 70％进入颈内动脉；正常心脏每分钟搏出血流 5 000 mL，15％～20％供应脑组织。双侧颈内动脉通过的血流量占全脑血流量的 85％，每分钟约有 350 mL 通过双侧颈内动脉；每侧椎动脉每分钟有 100 mL血流通过。故 TCD 的早期诊断极为重要。由于引起脑梗死的动脉病变程度和部位不同，故 TCD 的所见亦各异：①该动脉狭窄程度在 75％以下，则受检段 Vm 增快。②完全或大部闭塞，则流速减慢或动脉血流信号强度明显减弱或消失。③当闭塞部超出了 TCD 的检测范围，闭塞动脉近端可有局部流速减低。④动脉病变位于远端分支者，TCD 可无异常。⑤重度狭窄动脉亦可见 1～2 支分支流速增快的，但少见。⑥近心大动脉狭窄包括锁骨下动脉在内，可有颈动脉系统分支流速增快，但为全长性，且呈黄色显示。⑦一侧 MCA 急性梗死时病灶侧或对侧脑底动脉环的各分支包括椎-基底动脉系统可有侧支代偿性流速增快，但以同侧 ACA 及对侧 MCA、ACA 为主，提示脑侧支循环的建立。

(二) 脑血管畸形

儿童及青年多见。当受检动脉是中等或较大的 AVM 供养动脉时，流速可增快，故可与脑梗死的局部狭窄动脉相区别，90％的 AVM 位于幕上，多发于 MCA 供血区，其次为 ACA，最多见于顶叶，其余依次为额、颞、枕叶。TCD 特点为低阻力、高流量；血流速度可高于正常 2～3 倍，Vs/Vd 比值明显减低（因舒张期流速相对增高显著），PI 值减低。血流频谱特点为频谱基底增宽，舒张期边缘不整，失去线性下降特点；如 ACA 血流逆转，可有盗血现象。在 CO_2 试验中，当 PCO_2 增加，而脑血流量无明显增加，TCD 对大中型 AVM（直径超过 2 cm）的检测敏感性为 95％；小型者则敏感性低。颈动脉压迫试验，正常时 MCA 压迫后血流信号迅速降低，经 1～2 次心搏后又渐恢复；而在 AVM 则下降及上升均不显著，过度换气亦无明显变化。

Moya-Moya 病为以儿童为主的颅底血管畸形，在三维 TCD 有下列特点：①血流速度呈快慢混合流速，可有节段性异常。②血管轨迹分布呈大型团块异常血流信号，正常血管信号全失。③双侧颅内外脑底多动脉异常频谱形态，流速流量异常。

（三）蛛网膜下腔出血及脑血管痉挛

本病占急性 CVD 中的 13％～15％，可发生于任何年龄（3～94 岁），但以 30～40 岁多见。由于动脉瘤或 AVM 所致者为多见。在重度颅脑外伤亦可见继发性蛛网膜下腔出血及血管痉挛，TCD 可进行无创性动态观察；当有动脉痉挛时 Vm MCA 可达 200～500 mL/min，且 TCD 检测可先于症状数小时出现异常；为早期监测的重要手段。收缩期可见高尖频谱。SAH 后 6～12 天可出现迟发性再出血，亦可用 TCD 动态监测，以利及早治疗。

（四）脑动脉瘤

破裂出血者占 51％，好发于青、中年，10 岁以下及 80 岁以上者少见。先天性动脉瘤多发于 Willis 环前半部，其中颈内动脉系统者占 85％，多发性动脉瘤约占 20％。TCD 特点：①流速减低，涡流频谱形态，声频信号减弱（当测到瘤体时）。②阻力增高，PI 增高。③当测到瘤蒂部位则有高流速。TCD 检测应反复进行。

（五）锁骨下盗血综合征

病因：老年以动脉硬化为主，青年以下者以大动脉炎为多。患者上肢麻木无力，脉搏减弱或消失，颈部动脉有杂音，血流可通过患侧椎动脉，逆流入锁骨下动脉，达上肢。椎动脉 TCD 特点：①椎动脉血流方向逆转。若同侧伴椎动脉狭窄，频谱可见收缩期高尖窄波及舒张期低流速波；健侧椎动脉流速代偿性升高。②锁骨下动脉严重狭窄，仅有微弱血流信号或无信号；双侧桡动脉血流明显减低，血管阻力下降，收缩峰圆钝，失去外周血流波形特点，而类似颅内频谱特征。

（六）偏头痛

发作间期，约 1/2 病例 TCD 显示正常；发作期普通偏头痛，由于血管扩张

TCD 呈低流速；但典型偏头痛发作时，TCD 可有高流速。

（七）TCD 监测技术

1. 颅内压增高

由于程度不同，故 TCD 频谱各异。①正常频谱：流速、脉动指数、阻力指数均正常，提示脑血流自动调节功能好。②高阻力型：两期流速均减低，收缩峰变尖，阻力指数明显增高，此时颅内压已接近体动脉舒张压水平。③舒张期逆行血流图形：收缩期正向血流，波形尖、流速低，舒张期血流逆向，颅内压已超过体动脉舒张压水平。④无血流：当颅压超过动脉压，即脑灌注压为零时，TCD 无信号，收缩峰极小，舒张峰逆转，颅内压已超过体动脉收缩压水平。

2. 神经外科手术的监测

目前 TCD 监测已应用于术中，传感器 20 MHz，可消毒，在开颅手术时可行监测；可无创伤性 24 小时连续监测，进而对脑血管自动调节功能、脑灌注量的高低和术后血管是否再通等提供有意义的实时信息。

3. 脑死亡的监测

脑死亡时，TCD 可显示 3 种频谱图形，分 3 个阶段。①舒张期逆行血流图形。②极小的收缩峰图形。③逐渐演变为无血流图形。脑死亡患者的流速一般在 $-4 \sim +4$ cm/s。脑死亡的 TCD 敏感性为 91.3%，特异性为 100%，但必须和临床体征相结合。

4. 多通道微栓子的动态监测

20 世纪 90 年代初，由于 TCD 多导仪的问世，结合双功能经颅超声仪、MRA 及颅内外血管造影联合检测结果，微栓子形成的过程可因颅内、外动脉粥样硬化斑块脱落，心脏人工瓣膜置换术，颈动脉内膜剥离术，心律失常及动脉内膜溃疡及附壁血栓形成等病因，导致微栓塞，临床可表现为 TIA；如不及时发现及治疗，则其中 1/3 的患者在数年内可发展为完全性脑梗死，另 1/3 病例经多次 TIA 发作致残，仅 1/3 病例可缓解。目前，早期监测及手术前、中、后的多通道微栓子经颅超声动态监测已成为可能。近年来，少数国内大医院及国外资料表明，可采用多通道 TCD 微栓子监测仪及自动调节探测深度的传感器，对颅内、外及双侧脑底动脉进行连续、同步监测，包括其数量、栓子性质（可由纤维素、血小板、白细胞、红细胞、胆固醇结晶分别组成）。

栓子信号的特征为高强度短暂信号（high intensity transient signal，HITS）：①瞬间即逝，可持续 0.01～0.1 秒。②频谱呈单向性。③音频信号和谐如鸟鸣或哨笛声。④声强高于背景血流，频谱至少为 3～5 dB。而伪迹信号频谱主要为双向，且宽，具有噪音性（喀喀声），栓子概率曲线明显大于伪迹信号。人工心脏瓣膜置换术中 HITS 出现率高达 90%，信号强度均明显高于颈动脉狭窄者，且多出现于心动周期舒张期；而 MCA 者出现率达 51%，有症状的颈动脉狭窄者 HITS 出现率为 82%，无症状者则仅 16%。

第二节　彩色双功能超声检查

一、基本原理

彩色双功能多普勒超声检查（color double function Doppler）系统是由 B 超成像系统、多普勒血流测定系统和彩色实时血流显像系统 3 部分组成，采用运动目标显示器提取血流信号，通过自相关技术、彩色数字扫描转换和彩色编码技术，在显示屏上显现黑白实时二维声像图叠加彩色的实时血流图像，并可同时显示脉冲或连续波血流频谱。它以红、蓝色显示血流方向，以色彩深浅表示平均流速，以有无掺和其他色彩表示有无湍流或涡流，能显示颈部动脉血管的纵向和横向剖面结构，显示并测量出血管内斑块、钙化、溃疡的形态、范围和血管狭窄的程度，同时能测定血管内血流速度、方向及流量。

二、多普勒血流信号频谱显示

（一）频谱分析

把形成血流复杂振动的各个简谐振动的频率和振幅找出来，列成频谱，称为频谱分析。采用的方法是快速傅里叶（FFT）频谱分析法，该法是通过微处理机来执行的。

（二）频谱显示

频谱图上横坐标代表血流持续时间，以 s（秒）为单位。纵坐标代表速度（或频移）大小，用 cm/s（厘米/秒）为单位。动脉由于受心脏泵血影响表现出的波形分为收缩期峰和舒张期末。"收缩期峰值流速"指在心动周期内达到收缩峰频率和峰速的位置；"舒张期末"指将要进入下一个收缩期的舒张期最末点；在波型下方无频率显示区域称为"窗"。窗的清晰或充填在一定程度上反映了血流状态，层流时速度分布范围小，窗则清晰；湍流时速度分布范围大，窗则充填。"中间水平线"（横坐标）代表零频移线即基线。在基线上面频谱图为正相频移，血流朝向探头；在基线下面则为负向频移，血流方向背离探头。但也可互相反映。"频带宽度"表示频移在垂直方向上的宽度，即某一瞬间采样血流中血细胞速度分布范围的大小，加速度分布范围大，频带则宽，反之频带窄。"频谱亮度"即信号幅度，它表示某时刻取样容积内流速相同的红细胞数目多少，数目多，则散射回声强，亮度明亮（灰阶级高），反之则暗。

（三）波型分析

灰阶频谱波形的形态及振幅高低包含了血流阻力的信息。

（四）血流阻力的判断

通过"收缩期"和"舒张期"振幅的高低可以判断出血流阻力：高阻力低流速或低阻力高流速。

（五）血流方向的判断

基线上下的波形反映了某一时刻取样处的血流方向。

（六）血流速度范围的判断

频带宽度反映了某一时刻取样处红细胞速度分布范围的大小。对判断血流状态即层流、逆流或涡流有帮助。

三、检查方法

（一）探头的选择

颈部动脉血管超声检查选择 $50 \sim 100$ MHz 频率探头。颅内血管则采用 2.5 MHz 扇形扫描探头，但目前的探头还不能完全检出颅内的血管，检出率约 30%，特别是对颅板厚的人，尤其是老年人更为困难。

（二）具体操作

1. 颈部动脉检测方法

首先从颈根部横扫，右侧可见无名动脉、右锁骨下动脉和颈总动脉起始段。左侧可见部分主动脉弓、左锁骨下动脉和颈总动脉起始段。探头沿颈总动脉的横切面逐次向上扫查，其外是颈内静脉。探头移至甲状软骨上缘时，可见一膨大区（颈动脉窦）和两条血管的横切面，即颈内、外动脉。颈内动脉最初位于颈外动脉的后外侧，但很快就到了它的后内侧。纵切面后前位扫查颈根部开始逐次向上移动。可显示颈总动脉、颈总动脉分叉部和颈内、外动脉。椎动脉位于颈总动脉的后方，当图像显示颈总动脉后，将探头向内后侧稍倾斜，即可见在横突孔穿行的椎动脉，各横突孔内段椎动脉受骨质遮挡而显示不清，椎动脉只能呈节段性显示。

2. 颅内动脉血管的检测方法

包括颈内动脉终末段（ICA）、眼动脉（OA）、大脑前动脉（ACA）、前交通动脉、大脑中动脉（MCA）、后交通动脉、大脑后动脉（PCA）、基底动脉（BA）和两支颅内椎动脉、小脑下后动脉。经颞骨窗口显示出颅内主要动脉的走行及血流方向，如颈内动脉终末段、大脑前动脉、大脑中动脉、大脑后动脉、基底动脉分叉处。经眼窗口显示出颈内动脉虹吸段和眼动脉血管。经枕骨大孔声窗检测椎动脉颅内段、小脑下后动脉和基底动脉。

（三）检查内容

1. 二维扫查

观察血管走行是否正常，有无变异；血管管腔是否均匀，有无局限性扩张、狭窄、膨出、扭曲等。观察管壁厚度、回声，内膜有无增厚或厚薄不均；管腔内有无斑块，斑的回声、分型；有无血栓及血栓的范围、分期等。

2. 彩色多普勒

观察血流方向是否正常，血流性质是层流、湍流还是涡流；血流速度是高速还是低速；动静脉之间有无异常交通或瘘道形成，有无喷射性血流等。

3. 脉冲多普勒

观察血流方向、流速，血流性质，测定有关的血流参数。

四、颈部及颅内动脉血管彩色超声图像

（一）颈部动脉彩色超声图像

1. 颈动脉

颈动脉即颈总动脉，颈内、外动脉，内径由最宽依次降低，并有随年龄增长而增宽的趋势，最宽处为颈总动脉球部，即分叉处。颈动脉具有搏动性，内膜光滑，连续性好，管腔内为色彩充填丰富的向颅血流，除在颈总动脉分叉处可有五彩镶嵌的花色血流外，余均为层流。脉冲多普勒呈单向三峰图，频带窄，有空窗。颈内动脉供应大脑血流，系低阻力型血管，频谱显示上升、下降速率都较慢，三峰不明显；颈外动脉则相反，它供应头面部的血流，系高阻力型血管，频谱显示上升、下降速率都很快，在收缩期末，有时可见反向波；颈总动脉介于前两者之间，分叉处血流频谱复杂多样，一般为低速双向湍流频谱，空窗消失。颈动脉内中膜厚度男性大于女性，且随年龄增加而增厚，尤以分叉处为甚。各年龄组之间均有显著性差异。颈总动脉内中膜厚度正常值<1 mm，分叉处厚度定为<1.2 mm。国内报道的常用颈动脉血管血流参数见表3-2。

表 3-2　正常颈动脉血管血流参数

	内径（mm）	收缩期峰值（m/s）	搏动指数（PI）	阻力指数（RI）
颈总动脉	6.7±0.5	0.91±0.20	1.61±0.39	0.71±0.06
颈内动脉	5.6±0.5	0.67±0.14	1.16±0.31	0.59±0.06
颈外动脉	4.6±0.5	0.70±0.18	1.89±0.53	0.74±0.09
椎动脉	3.6±0.3	0.50±0.11	1.14±0.10	0.63±0.02

2. 椎动脉

椎动脉亦为进颅血流，管腔内的血流呈节段性显示。其脉冲多普勒频谱为低阻力正向频谱，但频谱的振幅较低。

（二）颅内动脉血管彩色超声图像

1. 经颞侧声窗检查

色彩定标为血流朝向探头时为红色，背离探头时为蓝色。

（1）同侧大脑中动脉为红色血流，脉冲多普勒频谱为正相频移，收缩期两个峰，第一峰高尖，第二峰圆钝。

（2）同侧大脑前动脉交通前段血流为蓝色，负相频移。

（3）颈内动脉终末段的血流方向与声束的角度不同而显示不同的色彩，如果血流向两个方向流动可出现双相多普勒频谱，如果声束与血流方向夹角＞90°可不显示颜色。

（4）同侧大脑后动脉交通前段血流为红色，正相频移；对侧大脑后动脉显示蓝色血流及负相频移；基底动脉分叉处为双向血流。双相频移。

2. 经眼窗检查

（1）眼动脉血流方向朝向探头显示红色，正相频移。

（2）颈内动脉：海绵段呈红色，而床突上段为蓝色，频谱分别呈正相、负相。前膝部动脉出现红蓝双色混叠的花色血流，双相频移。

3. 经枕骨大孔检查

显示颅内两支椎动脉与基底动脉融合呈"Y"形。因血流背离探头显示蓝色，负相频移。部分患者在此切面椎动脉的两侧能见到小脑下后动脉，呈红色，正相频移。脑血管血流速度各不相同，大脑中动脉血流速度最高，依次为大脑前动脉、颈内动脉、基底动脉、大脑后动脉和椎动脉。两侧相应的动脉血流速度无显示差别。血流速度随年龄的增长而呈下降趋势。

相对于成人来说，大脑中动脉主干长 1.5 cm（0.3～1.8 cm），外径约为 0.3 cm（0.15～0.4 cm）；大脑前动脉交通前段左侧粗而短，右侧细而长，管径约 0.2 cm 左右；大脑后动脉交通前段管径约 0.30 cm，交通后段管径约 0.33 cm；颈内动脉床突上段长约1.34 cm（0.8～1.8 cm），外径 0.48 cm；颅内段椎动脉平均长约 2.54 cm，外径约 0.33 cm，两侧无显著性差异。基底动脉全长约2.6 cm（1.6～3.1 cm），下段外径 0.54 cm，中段 0.45 cm，上段 0.44 cm。

第四章 神经内科影像学检查

第一节 常用影像学检查方法

一、X线平片

常用后前位和侧位。目前主要用于显示颅骨病变，如颅骨骨折、颅骨肿瘤、骨纤维异常增殖症及畸形性骨炎等。

二、计算机体层成像（CT）

（一）CT平扫

CT平扫是指不用任何对比增强剂或造影的普通扫描。一般CT检查都先做平扫。常规为轴位横断面扫描，从颅底到颅顶依次向上连续扫描，层厚5～10 mm。

（二）CT增强扫描

CT增强扫描是指经静脉注入水溶性有机碘剂后再进行扫描。增强CT用于清晰显示平扫可见及未见病灶，评价颅内病变血-脑屏障破坏程度及颅脑肿瘤血供情况，对颅脑病变进行定性诊断。

（三）CT血管成像（CTA）

CT血管成像是指经静脉注入含碘造影剂后，当造影剂流经脑血管时进行螺旋CT扫描，三维重建得到脑血管图像，类似于常规脑血管造影。主要用于显示颅内动脉系统和静脉系统，观察病变与血管的关系。

（四）脑CT灌注成像

脑CT灌注成像是指经静脉快速注入碘对比剂的同时，对选定的层面进行快速动态扫描，以获得每一个像素的时间密度曲线，通过软件处理测得脑组织血流灌注指标，包括：脑血流量、脑血容量、平均通过时间、达峰时间等。用以评价脑实质的微循环和血流灌注情况。

（五）CT 脑室造影和 CT 脊髓造影

CT 脑室造影和 CT 脊髓造影均为有创性检查方法，目前已很少应用。

三、磁共振成像（MRI）

（一）平扫 MRI

常规采用横断扫描，也可根据病变部位选择冠状位和矢状位扫描。常用自旋回波（SE）序列 T1WI 和 T2WI，层厚 8～10 mm，薄层则可用 2～5 mm。快速自旋回波序列（FSE）、梯度回波序列、脂肪抑制和水抑制成像也较常应用。

（二）增强 MRI

增强 MRI 是指经静脉注入顺磁性造影剂 Gd-DTPA 等再进行 MRI 扫描。用于显示平扫未能显示的微小病灶，明确病变的部位和范围，鉴别病变与水肿，了解病变的血供情况及血-脑屏障破坏程度，有助于病变定性诊断。

（三）MR 血管成像

MR 血管成像为无创性血管成像技术，用于脑血管病的检查。

（四）功能性磁共振

功能性磁共振是基于 MR 技术基础之上的脑功能成像，反映脑的生理、生化和物质代谢等功能变化。包括：MR 弥散成像（DWI）、MR 灌注成像（PWI）、磁共振波谱（MRS）、脑功能成像（fMRI）等。

第二节　脑血管病的影像诊断

一、脑梗死

脑梗死是一种缺血性脑血管疾病，根据其病理改变可分为缺血性脑梗死、腔隙性脑梗死和出血性脑梗死。

（一）缺血性脑梗死

缺血性脑梗死按病程可以分为急性期（5 天之内）、亚急性期（6～21 天）和慢性期（3 周以后）。不同阶段的 CT 和 MRI 表现各不相同。

1.CT 表现

（1）急性期：相当一部分患者在发病 24 小时内 CT 检查可以为阴性。但随着 CT 技术的进步，一些梗死在 6 小时之内的患者可见脑灰白质界限模糊，梗死在 12～24 小时的患者相应的血管分布区域可见边缘模糊不清的稍低密度病灶，大多数患者在 24 小时后脑实质内出现边缘比较清晰的低密度病灶，多成楔形、三角形或扇形分布，同时累及脑灰质和脑白质，密度可以不均匀，占位效应明显。

(2) 亚急性期：病变密度进一步减低，并且逐渐均匀一致，病灶边缘更加清楚，占位效应逐渐减轻，常在1～2周后消失。发病2～3周，病变部位出现小斑片状或小结节状等高密度或稍高密度病灶，病变密度相对增高，病灶范围可以缩小且可以变得不清楚，此表现称为"模糊效应"。缺血性脑梗死增强扫描病灶可出现强化，多为不均匀强化，表现为脑回状、条状、环状或结节状强化。

(3) 慢性期：发病4周后，病变的密度明显减低，接近于脑脊液密度，最后形成软化灶或囊腔，此时可出现负占位效应，即病变邻近脑实质萎缩，脑沟、脑池增宽，脑室扩张，中线结构可以向患侧移位。由于多层螺旋CT的应用，在脑梗死的超早期进行脑CT灌注成像，可以发现发病部位的脑血流量、脑血容量和平均通过时间等均减低，为疾病的早期诊断提供参考依据。

2. MRI 表现

(1) 急性期：发病6小时之内，常规MRI检查多为阴性，使用Gd-DTPA增强扫描，梗死区强化明显。病变区在MRI弥散加权成像呈高信号，MRI灌注成像呈低灌注。闭塞后6小时MRI检查几乎均有阳性发现，T1WI梗死区呈低信号，T2WI呈高信号，有占位效应。

(2) 亚急性期：表现为T1WI呈低信号，T2WI呈高信号，占位效应逐渐消退，此时若使用Gd-DTPA增强扫描，可见特征性脑皮质的脑回状或线状强化。

(3) 慢性期：T1WI可见梗死区信号进一步减低，T2WI则呈显著高信号，可形成脑软化灶或囊性灶。脑实质局部萎缩。

3. 鉴别诊断

本病应与脑炎和脑脱髓鞘病变鉴别。脑炎多发生在皮质或皮髓交界区，呈片状强化，占位效应轻，发病慢。脱髓鞘病变主要累及脑白质，活动期有强化，激素治疗通常效果明显。

(二) 腔隙性脑梗死

1. CT 和 MRI 表现

病变多位于双侧基底节、内囊区、脑室旁深部脑白质、半卵圆中心或脑干。CT平扫表现为单发或多发的圆形或类圆形低密度灶，病灶边缘清楚或模糊，发病4周左右形成脑脊液样低密度软化灶。病灶没有明显占位效应。病灶大小一般为5～15 mm，＞15 mm被称作巨腔隙性梗死。在发病2～3周增强扫描病灶可见强化。MRI可以发现CT无法显示的微小病灶，所有梗死灶在T1WI呈低信号，T2WI呈高信号，软化灶囊腔形成后信号表现接近于脑脊液。

2. 鉴别诊断

本病需与多发性硬化和脑炎鉴别，有时则难与软化灶、血管周围间隙鉴别。这些疾病仅凭影像学表现较难诊断，需要结合临床资料进行分析比较，必要时可行增强检查。

（三）出血性脑梗死

1. CT 和 MRI 表现

缺血性脑梗死可继发出血，转变为出血性脑梗死。CT 平扫表现为在楔形、扇形或三角形低密度梗死区内出现不规则斑片状散在的高密度出血灶，占位效应明显。出血性脑梗死一般无需作 CT 增强扫描，如增强扫描可在低密度病灶中见到脑回状强化。MRI 表现为在脑梗死异常信号基础上出现出血信号，信号多不均匀，病灶边缘不清，出血灶一般不超过梗死灶的边缘，但占位效应明显。出血的信号特点与脑内出血相同，随着时间演变而有相应的改变。

2. 鉴别诊断

本病需要与高血压性脑出血鉴别。脑出血多有长期高血压病史，发病急，最好发于基底节区。

二、脑出血

脑出血患者多有高血压病史，起病急。CT 是诊断脑出血的主要手段，尤其是在急性期。

（一）CT 表现

1. 急性期（<1 周）

脑实质内可见密度均匀一致、边界清晰的圆形、类圆形或不规则形高密度灶，CT 值为 50～80 Hu，血肿周围可见一圈低密度水肿带。血肿大者有占位效应。当出血量大，破入相邻脑室和蛛网膜下腔时，则表现为相应部位出现高密度影。

2. 吸收期（2 周～2 个月）

血肿吸收逐渐由周围向中心扩展，高密度血肿逐渐缩小并且密度逐渐减低，边缘模糊，周围的带状水肿影逐渐增宽。增强扫描病灶呈环状强化。

3. 囊变期（>2 个月）

血肿被完全吸收，遗留大小不等的囊腔状软化灶，密度与脑脊液相似，同时可以出现邻近脑室扩张，脑池增大，脑沟加深等脑萎缩表现。

（二）MRI 表现

脑出血的 MRI 表现较为复杂，脑内血肿由于出血后血红蛋白溶解吸收程度不同，在 MRI T1WI、T2WI 图像上信号改变也各不相同。基本演变过程分为 4 期：①超急性期（出血后 24 小时内），血肿内红细胞所含血红蛋白未被破坏，表现为 T1WI 呈低或等信号，T2WI 呈高信号。血肿早期周围可以无水肿，但数小时后血肿周围可以出现水肿，表现为 T1WI 呈低信号，T2WI 呈高信号。若血肿较大可以见到占位表现。②急性期（出血后 24 小时～7 天），血肿内红细胞中含氧血红蛋白变成脱氧血红蛋白，表现为 T1WI 呈等信号或略低信号，T2WI 呈低信号。急性期血肿周围出现较明显的血管源性水肿，表现为 T1WI 呈低信号，T2WI 呈高信号。③亚急性期（出血后 1 周～1 个月），此期血肿从周边开始红细胞发生溶解吸收，脱氧血红蛋白逐渐变为正铁血红蛋白。T1WI、T2WI 均为周边环状高信号，病灶中心低信号。随着时间的进展，正铁血红蛋白逐渐从病灶周边发展到病灶中心，T1WI 及 T2WI 均表现为高信号。脑水肿在亚急性后期开始逐渐消退。④慢性期（出血后 1～2 个月末），此期细胞内含铁血黄素沉积，含铁血黄素可明显缩短 T2 弛豫时间。T2WI 可见高信号周围包绕一圈极低信号环。最后形成含有大量含铁血黄素和铁蛋白的囊腔，T1WI、T2WI 均表现为低信号。但这种情况也可能不出现，而直接形成一类似脑脊液的囊腔，T1WI 为低信号、T2WI 为高信号。此时病灶周围水肿逐渐消退，占位表现消失，出现局限性脑萎缩表现。

三、蛛网膜下腔出血

蛛网膜下腔出血的病因可以分为自发性和外伤性两种。自发性主要见于颅内动脉瘤、高血压动脉硬化和动静脉畸形。下面主要论述自发性蛛网膜下腔出血的影像学表现。

（一）CT 和 MRI 表现

CT 显示蛛网膜下腔出血的密度与出血量和 CT 扫描时间有关，一般发病 3～5 天检出率最高，1～2 周出血可以完全吸收，此时 CT 扫描多为阴性。蛛网膜下腔出血的 CT 表现为脑基底池、脑沟、脑裂内高密度影，出血量大时蛛网膜下腔呈高密度铸型表现。依出血部位和程度分为局限性和广泛性蛛网膜下腔出血，前者以颅内动脉瘤破裂多见，后者常见于颅脑外伤。MRI 不易发现急性期蛛网膜下腔出血，但亚急性期或慢性期的诊断明显优于 CT。亚急性期 T1WI 和 T2WI 在脑基底池、脑沟、脑裂内均可见到局灶性高信号，慢性期则在 T2WI 上出现低信号。MRI 对自发性蛛网膜下腔出血的病因诊断起着重要作用，MRI 的"流空信号"能对颅内动脉瘤和动静脉畸形作出正确诊断。

（二）鉴别诊断

CT 图像上的蛛网膜下腔出血应与大脑镰钙化鉴别，后者边缘光滑、锐利，无脑沟、脑池出血及其他异常改变，钙化的 CT 值明显高于出血，随访病灶无变化。

四、静脉窦血栓形成

脑静脉疾病与脑动脉疾病一样具有重要的临床意义。随着对脑静脉系统的深入研究和 CT、MRI 的广泛应用，可以对静脉窦血栓形成作出早期正确诊断。

（一）CT 和 MRI 表现

CT 平扫可见单侧或双侧不规则低密度脑梗死表现，病灶部位与阻塞的静脉部位有关,有时梗死区有高密度灶性出血。同时可见弥漫性脑肿胀,脑质密度低,脑沟、脑池变平,脑室变小。特征性表现则为硬膜窦内异常高密度影及脑实质内静脉密度增高,即"条索征"。增强扫描硬膜窦内表现为"空三角征",即静脉窦周围显影,密度增高,静脉窦中心为低密度充盈缺损区。慢性期可见局限性脑梗死和脑萎缩表现。MRI 检查是静脉窦血栓形成的理想检查方法,表现为静脉窦内流空信号消失,呈等、稍高或高信号,其信号变化规律与出血一致。MRI 静脉造影可以显示静脉窦血栓形成的部位、程度和范围。同时可见脑肿胀、静脉性脑梗死、皮质下多发的脑内血肿等异常信号。

(二)鉴别诊断

在多发皮质下出血的患者,应与高血压性脑出血相鉴别,诊断时要密切结合临床病史,同时注意观察静脉窦的密度变化。Galen 静脉的血栓形成应该与松果体钙化区别,后者位置偏高、偏下,密度较高,且随时间推移病灶无变化。

五、皮质下动脉硬化性脑病

(一)CT 和 MRI 表现

CT 平扫可见侧脑室周围及半卵圆中心脑白质对称性密度减低,边缘模糊不清,呈月晕状。增强扫描脑白质强化不明显。常合并基底节区、丘脑和脑室旁脑白质单发或多发的腔隙性脑梗死。可伴有不同程度的脑室扩张和脑沟裂增宽等脑萎缩表现。

MRI 可见双侧脑室旁和半卵圆中心多发斑片状、条纹状异常信号,T1WI 呈低信号,T2WI 和 FLAIR 呈高信号,边缘不清,占位效应不明显。注射 Gd-DTPA 后病灶不强化。双侧基底节区、内囊、丘脑和脑干等处可见边缘清楚地表现为长 T1、长 T2 异常信号的腔隙性脑梗死。

(二)鉴别诊断

本病应与多发性硬化和严重脑积水鉴别。多发性硬化常见于年轻女性患者,急性期病灶多有强化。严重脑积水可以有脑室旁低密度,但周围脑沟脑池受压变浅或消失。

第三节 颅内感染的影像诊断

一、化脓性脑膜炎

CT 和 MRI 表现:化脓性脑膜炎急性期 CT 常无明显异常征象,慢性期由于脑膜粘连可导致交通性脑积水、脑软化及脑萎缩。增强扫描，脑膜或脑实质表面可见条状强化或脑回样强化。化脓性脑膜炎急性期 MRI 亦无明显异常征象。随着病情发展可表现为脑回之间界限模糊，脑池、脑裂和脑沟 T1WI 信号高于正常脑脊液，T2WI 呈高信号，信号强度与脑脊液相近。增强扫描显示脑膜明显强化，强化的脑膜可以增厚，并可延伸到脑沟内。

二、脑脓肿

脑脓肿按照病理阶段可以分为急性脑炎期、化脓坏死期和脓肿形成期。

（一）CT 和 MRI 表现

1. 急性脑炎期

CT 表现为片状低密度区，边缘模糊，有占位效应，增强扫描一般不强化或有不规则强化。MRI 上 T1WI 为低信号，T2WI 为高信号。

2. 化脓坏死期

CT 扫描在低密度区内可以看见更低密度的坏死灶，增强扫描呈密度不均匀强化。坏死灶在 T1WI 为低信号，T2WI 为高信号。

3. 脓肿形成期

CT 扫描脓肿表现为边界清晰的低密度区，脓肿壁为等密度或稍高密度的环形，周围常有明显的低密度水肿存在。增强扫描脓肿壁显著强化，脓腔内的脓液及灶周水肿不强化，此征象是本病的特征性表现。MRI 检查，T1WI 脓腔和病灶周围水肿为低信号，脓肿壁为等信号或稍高信号。T2WI 脓腔及病灶周围水肿为高信号，脓肿壁为等信号或低信号。Gd-DTPA 增强，脓肿壁显著强化，脓腔不强化。

（二）鉴别诊断

本病需要与星形细胞瘤、转移瘤、脑内血肿吸收期等进行鉴别。

三、颅内结核

颅内结核常发生于儿童和青年人，包括结核性脑膜炎、结核瘤和结核性脑脓肿。

（一）结核性脑膜炎

1. CT 表现

CT 平扫显示脑基底池、侧裂池等蛛网膜下腔因炎性渗出，呈等密度或稍高密度。增强扫描有明显的脑膜强化。脑室扩张积水。慢性期或晚期可见多发脑膜钙化。

2. MRI 表现

T1WI 显示脑基底池信号增高，T2WI 信号更高，增强扫描脑膜明显强化。结核性脑膜脑炎还可发生于脑底、基底节及丘脑附近的脑实质，T2WI 可见脑实质内有斑片状高信号，增强后可见病灶边缘强化。

（二）脑结核瘤

1. CT 表现

CT 平扫呈等密度、稍高密度或混杂密度结节，圆形或不规则形，部分结节内可见钙化，周围有轻度的水肿，有占位效应。增强扫描病灶呈结节状或环状强化。

2. MRI 表现

病灶坏死部分在 T1WI 为略低信号，T2WI 为不均匀高信号；肉芽肿部分在 T1WI 为高信号，T2WI 为低信号；包膜在 T1WI 为等信号。T2WI 为低或高信号，钙化部分在 T1WI 和 T2WI 上均为低信号。增强扫描病灶呈不均匀环状强化。

（三）结核性脑脓肿

结核性脑脓肿极其少见，在 CT、MRI 上与化脓性脑脓肿极其相似，不易鉴别。

四、急性病毒性脑炎

急性病毒性脑炎为各种病毒侵犯神经系统而引起的脑部急性炎症性疾病，包括单纯疱疹病毒性脑炎、腺病毒性脑炎、带状疱疹病毒性脑炎等。

（一）CT 和 MRI 表现

急性病毒性脑炎病情轻微者 CT 上可无阳性表现，而 MRI 图像上改变显著。病变主要累及脑灰质区及基底节区，脑白质区也可受累。CT 平扫病变呈低密度影，有轻度占位效应。增强扫描病灶不强化或有轻度不规则强化。感染严重或大脑弥漫性损伤者，可造成广泛脑软化、脑萎缩及皮质钙化。MRI 检查病变在 T1WI 为低信号，T2WI 为高信号，增强扫描病变强化不明显，或边缘部分线状或脑回状强化。当伴有亚急性出血时，可见 T1WI 呈现高信号。

（二）鉴别诊断

由于急性病毒性脑炎影像学表现缺乏特异性，诊断需要结合临床及实验室检查。

五、红斑狼疮性脑炎

系统性红斑狼疮是一种自身免疫性疾病，常合并中枢神经系统受累，主要引起小动脉及毛细血管反应性增生，导致大脑及脑干多发性梗死、颅内出血及感染等脑组织损伤。

CT 和 MRI 表现：CT 表现为脑实质内不同部位、大小不等的低密度病灶，呈斑点状及片状，周围没有水肿及占位效应。增强扫描病灶无明显强化。部分患者可见脑萎缩及脑积水改变。

MRI 检查病变以深部脑白质常见，也可见于脑皮质、脑干及小脑。T2WI 可见斑片状高信号，T1WI 信号变化不明显，增强扫描无强化。如果 T1WI 表现为相应部位低信号，则说明有梗死存在。

六、神经梅毒性脑病变

中枢神经系统的梅毒感染称为神经梅毒。病理改变包括广泛的脑膜增厚、血管周围淋巴细胞浸润、脑水肿及血管炎，晚期改变为脑积水及脑软化。

CT 和 MRI 表现：脑实质内可见多发性脑梗死灶，CT 平扫表现为边缘清晰或不清晰的低密度区。MRI 表现为 T1WI 低信号，T2WI 高信号，增强扫描多无强化。病变晚期可以合并脑萎缩及脑积水改变。

七、脑囊虫病

脑囊虫病按照发病部位可以分为脑实质型、脑室型、脑膜型和混合型 4 种。其中具有两型或两型以上的脑囊虫病称为混合型。

（一）脑实质型

1. CT 表现

（1）急性脑炎型：幕上半球广泛低密度，多位于脑白质，可有全脑肿胀，增强扫描无强化。

（2）多发小囊型：脑实质内单发或多发圆形或类圆形小囊状低密度区，直径为 0.5～1 cm，其内可见小结节状致密影，为囊虫头节。周围可有不同程度的水肿，增强扫描一般无强化。

（3）单发大囊型：脑内圆形、椭圆形或分叶状低密度区，接近脑脊液密度，边缘清楚，无实性结节。增强扫描大囊本身无强化，边缘可有轻度环状强化。

（4）多发结节或环状强化型：CT 平扫为散在多发不规则低密度影。增强扫描低密度影区出现结节状或环状强化，直径 3～5 mm。

（5）多发钙化型：囊虫完全死亡后，周围水肿消失，脑实质内出现多发点状钙化影。

2. MRI 表现

典型脑囊虫病 MRI 表现为圆形囊性病变，T1WI 为低信号，T2WI 为高信号，偏囊壁一侧有时可见小点状突起，为囊虫头节，信号与脑实质一致。MRI 观察囊虫头节比 CT 更清楚。囊虫蜕变死亡时，周围水肿明显加剧，在 T1WI 和 T2WI 上均可显示较大面积的水肿及明显的占位效应，在 T1WI 上的囊液及周围水肿呈高信号而囊壁及头节呈低信号，即所谓的"白靶征"。囊虫完全死亡后，由于囊虫钙化，在 T1WI 和 T2WI 均表现低信号。

（二）脑室型

1. CT 表现

多位于第四脑室，亦可发生于导水管及第三脑室。表现为脑室内圆形、类圆形的囊状低密度区，其内可见小结节状头节。这种囊状低密度区常充盈脑室，呈扩大的脑室状，密度与脑脊液相似，边缘光滑，病灶常导致梗阻上方脑室扩张积水，CT 脑室造影可显示脑室内囊状充盈缺损。

2. MRI 表现

MRI 比 CT 发现病灶更为敏感，表现为 T1WI 脑室内圆形或类圆形囊状影，与脑脊液信号相似，常见囊壁及头节。但在 T2WI 图像上，由于囊液与脑脊液信号相似，不易发现。

（三）脑膜型

1. CT 表现

主要侵犯蛛网膜下腔和邻近脑膜，表现为脑池内囊状低密度影或仅表现为脑池扩大，有轻度占位效应。囊虫多位于桥小脑脚池或鞍上池，常呈簇状存在。蛛网膜粘连可导致脑积水。增强扫描囊壁可有轻度强化或无强化，合并脑膜炎时可见脑膜局部强化。

2. MRI 表现

为上述部位的单囊或簇状多囊性病变，囊内信号与脑脊液相似。脑膜性脑囊虫病有时仅表现为脑池的扩大。囊壁及头节不常见，继发慢性脑膜炎时导致脑积水。增强检查可见脑底池周围软脑膜强化。

3. 鉴别诊断

脑实质型脑囊虫有时应与脑炎和脑转移瘤鉴别，脑炎发病急且增强扫描无强化，脑转移瘤的环行强化多不规则，病灶周围水肿范围大，且发病年龄大，多数有原发肿瘤病史。脑膜型脑囊虫有时需与结核性脑膜炎相鉴别，后者早期表现为脑膜炎，晚期表现为结核结节，增强扫描多呈环形强化，而囊虫多无强化。

第五章　痴　呆

第一节　额颞痴呆

这是一组以行为障碍为主而记忆损伤次之的变性痴呆，其病理、临床表现、神经心理及影像学等方面与 Alzheimer 病有所不同，被命名为额颞痴呆（fronto-temporal dementia，FTD）。额颞痴呆包括额叶变性型、运动神经元病型及 Pick 型。Pick 型即 Pick 病，过去认为 Pick 病是一个单独的疾病。1994 年瑞典 Lund 和英国 Manchester 研究小组共同发表了一份"额颞痴呆的临床及神经病理学标准"，从而澄清了 Pick 病在额颞痴呆中的位置，现在认为 Pick 病是额颞痴呆的一个类型。

一、病因与发病机制

额颞痴呆属于中枢神经变性痴呆，家族性病例与散发性病例并存，遗传学特点为异质性。目前病因未明，发病机制不清。

二、病理

（一）额叶变性型

大体解剖，轻度对称性额叶及前颞叶脑回萎缩，脑室系统扩大，一般无纹状体、杏仁核或海马的萎缩。镜下，微空泡形式和轻到中度的星形胶质细胞增生见于Ⅰ～Ⅲ层；神经元萎缩或缺失出现于Ⅱ和Ⅲ层；有时见少量的营养不良性轴突。无 Pick 小体或 Lewy 体。白质区见轻到中度的星形胶质细胞增生，主要发生于皮质下 U 形纤维，而深部白质的改变轻微，这些白质区的改变与灰质病变相关。

（二）运动神经元病型

脑部的病理改变与额叶变性型相同，并存在脊髓运动神经元变性，主要影响颈和胸段，最明显的细胞缺失出现于灰质内侧细胞柱。该型许多患者还有明显的黑质细胞缺失。

（三）Pick 型

局限性脑叶萎缩与额叶变性型类似，独特的病理特点是皮质小型神经元中可见嗜银包涵体即 Pick 小体。电镜下 Pick 小体有两种丝状结构组成，一种系直径 15 nm 的直丝，另一种为两条 13 nm 丝状结构相互缠绕而成的螺旋状结构，两种结构互相排列。萎缩区白质胶质细胞增生。

三、临床表现

（一）临床特点

1. 发病年龄

发病在 65 岁以前，在一级亲属中可有相似患者。

2. 行为障碍

隐袭起病，缓慢发展，早期自知力及社会意识丧失。患者不注意卫生或表现小偷行为；有抑制力解除的早期征象，如无节制的性活动，暴力行为等；心理固化和固执；食欲过度，如暴食，大量吸烟，酗酒；刻板和重复行动；利用行为，如对环境中物体的无节制的探寻；注意力涣散；冲动；洞察力早期丧失。

3. 情感症状

抑制解除，焦虑，过度悲伤，自杀和固定观念，妄想；疑病，古怪的躯体关注。上述症状出现于早期且逐渐消失，后出现情感冷漠，缺乏同情心及表情缺乏。

4. 言语障碍

言语进行性减少；言语刻板；模仿言语及持续性言语；后期则出现缄默。

5. 记忆障碍

早期即可出现记忆障碍，但临床上常用的简明精神状态检查（MMSE）和 Mattis 痴呆等级量表得分在一段时间内仍保持在正常范围。记忆损害研究发现，疾病早期已有顺行性遗忘。Alzheimer 病的言语记忆和空间记忆均受损，而额颞痴呆则无空间记忆的缺陷，据此可以与 Alzheimer 病相鉴别。

6. 体征

患者可有躯体征，如早期出现原始反射及大小便失禁；晚期出现运动减少、肌强直及震颤；低血压和血压不稳。运动神经元病型可出现延髓麻痹、肌无力、肌束震颤等运动神经元病征象。

（二）电生理及影像学

脑电图正常是额颞痴呆的一个显著特征，并可依此与 Alzheimer 病、血管性痴呆及 Creutzfeldt-Jakob 病鉴别。

疾病早期，CT 或 MRI 可以正常或有不对称的额叶及颞叶前份萎缩，即使到疾病晚期脑萎缩仍以额及颞前区为主，很少累及颞叶中份。

额颞痴呆的 SPECT 和 PET 的研究同样显示选择性额及颞区的血流减少，而顶叶和枕叶血流相对完好。

四、诊断与鉴别诊断

（一）诊断要点

（1）发病在 65 岁以前，在一级亲属中可有相似患者。

（2）隐袭起病，缓慢发展，行为障碍为主而记忆损伤次之。

（3）患者可有躯体征，运动神经元病型可出现延髓麻痹，肌无力，肌束震颤等运动神经元病征象。部分患者可出现运动减少，肌强直、震颤等锥体外系体征。

（4）脑电图正常。

（5）CT 或 MRI 显示叶及额颞叶前份萎缩。

（6）最后确诊及分型须依据病理。

（二）鉴别诊断

额颞痴呆须与 Alzheimer 病、血管性痴呆、Lewy 包涵体痴呆等鉴别，鉴别诊断参阅 Alzheimer 病。

五、治疗及预后

目前尚无特异性治疗方法，可参照 Alzheimer 病的治疗试用对症治疗、神经介质替代剂、神经营养因子和神经细胞保护剂。

第二节　血管性痴呆

血管性痴呆（VD）系指缺血性、出血性脑血管疾病引起的脑损害所致的痴呆。随着人口的老龄化及脑血管疾病患病率的上升，VD 患者的数量正日趋增加。在痴呆的病因构成中，欧美国家 VD 占 5％～20％，日本 VD 的比例较高约为 60％，占第 1 位。我国 VD 的发病率也相对较高，是仅次于 Alzheimer 病的第 2 位常见的痴呆。但某些地区资料与日本类似，VD 占第 1 位。

一、病因及发病机制

多发性脑梗死是 VD 最常见的病因，而脑梗死继发于血栓或栓塞，血栓形成多为脑动脉硬化的并发症，脑栓塞的来源大多源于心脏；高血压不仅使大中动脉粥样硬化加重，也是小动脉管壁玻璃样变性的主要原因。其次为动脉硬化性皮层下白质脑病。此外，某些特定部位（额叶底面、颞叶海马、丘脑等）的梗死、脑低灌流综合征所致的全脑缺血缺氧、蛛网膜下腔出血、慢性硬膜下血肿、脑出血及其他一些不常见的脑血管病，均可导致血管性痴呆。

二、病理

VD 的病理改变主要分为局灶性和弥散性两类。较常见的病变为大脑实质可见出血性或缺血性损害，以缺血性多见。常见的病理改变为脑的小动脉病变所致的多发性腔隙病灶或主干动脉阻塞所致的大面积梗死灶及动脉硬化改变，此外还有分水岭梗死、慢性脑缺血所致的皮质下白质特别是脑室周围内有脱髓鞘改变及胶质细胞增生、海马硬化等等。多发性或大面积梗死病灶使脑组织容积明显减少，导致脑萎缩及脑室扩大。

三、临床表现

VD 多见于 60 岁以上的老年人。可急性起病，常有反复卒中的病史和不同程度的神经系统的症状体征，如失语、失用、构音障碍、脑神经损害、假性延髓麻痹、偏瘫、肌张力异常、锥体束征、感觉障碍以及认知功能障碍等。痴呆的症状呈阶梯状发展，早期表现为情感易波动，易激惹，焦虑抑郁或情感淡漠，人格相对完整。记忆障碍中近事遗忘最早出现，继而随着病情的发展，逐渐出现远事遗忘和定向、注意、学习、理解障碍、判断、计算、抽象思维能力及综合分析能力的障碍，严重者可影响语言功能，最终生活不能自理。晚期患者通常人格障碍明显。不同的血管引起的临床表现可有不同（见表 5-1）。

表 5-1　VD 临床表现与病变部位的关系

病变部位	临床特点
多发性梗死	起病急，阶段性进展，可出现局灶性神经生理和神经病理损害，如记忆障碍、偏瘫和偏身感觉障碍和锥体束征
单个大动脉梗死	
颈内动脉	失语（主侧大脑半球）、患侧一过性黑矇，对侧偏瘫和偏身感觉障碍
大脑前动脉	意志缺失、失用、经皮质性运动性失语、记忆力减退、对侧下肢瘫痪及感觉障碍、尿失禁
大脑中动脉	严重的失语（主侧大脑半球）、失读、失写及计算障碍，对侧偏瘫、偏盲及偏身感觉障碍，对侧锥体束征
大脑后动脉	记忆力障碍、失认、失读，无失写，有视野缺损及脑干受损的症状
丘脑区分支	失语（主侧半球）、注意力和记忆力减退、不同程度运动及感觉障碍
低灌注阴影区	经皮质性失语、表现为记忆减退、失用、视空间障碍等
腔隙性梗死	常有高血压病史，表现为记忆减退、精神运动性动作缓慢、情感淡漠、抑郁、多灶性运动障碍、帕金森综合征及假性延髓麻痹

（一）根据病因病损分类

根据病因和病损的部位不同可将 VD 分为下列几种类型。

（1）多梗死性痴呆。

（2）脑重要部位单一梗死所致的痴呆。

（3）脑小动脉病变所致的痴呆。

（4）脑低灌流所致的痴呆。

（5）其他脑血管性痴呆。

（二）根据国际疾病分类诊断标准第 10 版分类

在国际疾病分类诊断标准第 10 版（ICD-10）中 VD 被分为以下几种类型。

（1）急性起病型：起病较急，痴呆在各种脑卒中后很快出现。

（2）多梗死性痴呆（皮质为主）：起病较慢，痴呆在数次局限性梗死后发生。

（3）其他血管性痴呆（皮质下为主）：常有高血压史，多数病灶位于大脑半球深部的白质，皮层功能通常保持完整。

（4）混合型：皮质和皮质下均有损害，累及脑的深部和浅部结构。

四、辅助检查

CT 和 MRI 检查可见单个或多个大小不等的局限性梗死灶或陈旧性出血灶，还可见脑萎缩、脑室扩大和脑室周围白质脱髓鞘表现，精神心理测验有认知功能障碍。SPECT 及 PET 检查有病灶相关区域的脑血流量、供氧和葡萄糖代谢降低。

五、诊断与鉴别诊断

（一）诊断

VD 的诊断主要依靠临床、病史、神经系统检查及神经影像综合判断。有痴呆的临床表现、脑血管疾病的足够证据和两者的相互关联，是 VD 诊断的基本条件。

1. 按 DSM-Ⅲ-R 及 ICD-10 的标准

对 VD 的诊断，必须符合下列条件。

（1）符合痴呆的诊断。

（2）认知功能损害不均衡，即某些功能受累而另一些功能相对完好。如记忆功能障碍较明显，而其他功能障碍相对较轻。

（3）至少有下列之一的局灶性脑损害表现：①单侧肢体的硬瘫；②单侧的腱反射增强；③病理征阳性；④假性延髓麻痹。

（4）有卒中的证据（包括病史、体征及实验室检查），且脑卒中与痴呆有合理的关系。

2. 我国的关于 VD 诊断标准

中华医学会神经病学会在参照 DSM-Ⅳ、NINDS-AIREN 及 ICD-10 的基础上经多次讨论制订了我国的关于 VD 诊断标准征求意见稿。该标准包括：临床很可能 VD、可能为 VD、确诊 VD 和排除性诊断。

（1）临床很可能 VD。痴呆符合 DSM-Ⅳ-R 的诊断标准，主要表现为认知功能明显下降，尤其是自身前后对比记忆力下降，以及 2 个以上认知功能障碍，如定向力、注意力、言语力、视空间功能、执行功能、运动控制等，其严重程度已干扰日常生活，并经神经心理学测试证实。

脑血管疾病的诊断：临床检查有局灶性神经系统症状和体征，如偏瘫、中枢性面瘫、感觉障碍、偏盲、言语障碍等，符合 CT，MRI 上相应病灶，可有或无卒中史。

影像学表现：多个腔隙性脑梗死或者大面积梗死或重要功能部位的梗死（如丘脑、基底前核），或广泛的脑室周围白质损害。

痴呆与脑血管病密切相关，痴呆发生于脑卒中后 3 个月内，并持续 6 个月以上；或认知功能障碍突然加重，或波动，或呈阶梯样逐渐进展。

支持 VD 的诊断：①认知功能损害不均匀性（斑块状损害）。②人格相对完整。③病情波动，多次脑卒中。④可呈现步态障碍、假性延髓麻痹等体征。⑤存在脑血管病的危险因素。

（2）可能为 VD。符合上述痴呆的诊断；有脑血管病和局灶性神经系统体征；痴呆和脑血管病可能有关，但在时间或影像学方面证据不足。

（3）确诊 VD。临床诊断为很可能或可能的 VD，并由尸检或活检证实不含超过年龄相关的神经元纤维缠结（NFTs）和老年斑（SP）数，以及其他变性疾患组织学特征。

（4）排除性诊断（排除其他原因所致的痴呆）。意识障碍；其他神经系统疾病所致的痴呆；全身性疾病所致的痴呆；精神疾病（抑郁症等）。

注：当 VD 合并其他原因所致的痴呆时，建议用并列诊断，而不用"混合性痴呆"的诊断。

（二）VD 应与下列疾病相鉴别

1. Alzheimer 病（AD）

AD 和 VD 部是老年人发生痴呆最常见的原因，两者可以单独发生，也可并存或先后发生。脑血管疾病亦常可使 AD 加重。因此，两者存活期的鉴别诊断较困难，最后确诊需病理检查。采用 Hachinski 缺血量表对 AD 和 VD 进行鉴别在临床上较简单，且具有一定的准确性。即对每一种临床特征给 1 分或 2 分，积 7 分以上者符合 VD，而 4 分以下者则为 AD（表 5-2）。Hachinski 鉴别积分表，有 Hachinski 缺血量表的主要内容，加上了 CT 扫描，凡总分低于 2 分者可考虑

AD，3～4 分可拟诊 VD，4 分以上可确诊 VD（表 5-2、表 5-3）。

表 5-2　Hachinski 缺血量表

临床特征	分数	临床特征	分数
突然起病	2	情感脆弱	1
阶梯式恶化	1	高血压病史	1
波动性病程	2	卒中史	1
夜间意识混乱	1	合并动脉粥样硬化证据	1
人格相对保留	1	局限性神经系统症状	1
抑郁症状	1	局限性神经系统体征	2
躯体疾患	1		

表 5-3　Hachinski 鉴别积分表

临床症状	分数
突然发病	2
脑卒中史	1
局灶神经症状	2
局灶神经体征	2
CT 示单个低密度灶	2
CT 示多个低密度灶	3

此外采用 Rortera-Sanchey 改良记分法，对 AD、VD 和两者兼有的混合性痴呆具有一定的鉴别意义。即 6 分以上为 VD，3 分以下为 AD，两者之间为混合性痴呆（表 5-4）。

表 5-4　Rortera-Sacnchey 改良记分表

临床起病	分数
急性起病	1
局灶性运动障碍	2
锥体束征	1
高血压	1
脑卒中病史	4
脑电图局灶性慢波	1
CT 局灶性脑萎缩	2

2. 帕金森病

该病是发生于中年以上的中枢神经系统变性疾病。主要病变在黑质和纹状体。以静止性震颤、肌强直和运动减少为主要特征。起病多缓慢，逐渐加重，可伴有痴呆表现。但无脑卒中的历史和证据。

3. 进行性舞蹈病

最常发生于中年人，常有家族史，是基底节和大脑皮质变性的一种显性遗传性疾病。以慢性进行性的舞蹈样动作和痴呆为主要表现。痴呆以早期累及额叶功能而记忆相对完好为特征，晚期才有明显的记忆功能障碍。

4. HIV 痴呆

HIV 痴呆是由人免疫缺损病毒（HIV）感染所致，为 AIDS 常见的神经系统损害，约半数的患者可出现痴呆。通常起病隐袭，呈进行性痴呆发展，常有运动障碍、共济失调和震颤等症状。晚期患者除有严重的痴呆症状外，常见缄默、截瘫和括约肌功能障碍。脑脊液检查呈炎性改变，并有特异性的 IgG，HIV 培养阳性。

六、治疗

VD 的治疗主要有 3 个方面：一是预防和治疗脑血管疾病，特别是预防脑血管疾病的反复发作；二是激活脑代谢，改善智能，间接控制痴呆的发展；三是减少因痴呆而产生的症状和并发症，提高患者的生活质量。

（一）防治脑血管疾病

脑血管疾病是 VD 的病因，因此，预防和治疗脑血管病是防止 VD 的关键。首先应做好脑血管疾病的一级预防，预防脑血管疾病的发生。一旦发生了脑血管疾病，就应考虑可能发生 VD，并采取预防措施。有效的预防措施包括积极治疗脑血管病；防治高血压、高脂血症、糖尿病、心脏病、TIA、吸烟、饮酒及血液学异常（如血细胞比容增加或降低，蛋白 S 和蛋白 C 缺乏、高纤维蛋白原、狼疮抗凝物质、AT-Ⅲ水平降低）等危险因素；以及采用某些药物治疗（如长期抗凝治疗、抗血小板治疗）和外科治疗（如颈动脉内膜切除术）预防脑血管疾病的再发。

（二）改善智能

改善智能目前主要采用脑代谢激活剂、循环改善剂、高压氧及中医中药治疗。

1. 脑代谢激活剂

具有赋活脑细胞能量代谢的作用，如活化脑组织的氧及葡萄糖代谢，增加脑干网状结构或下丘脑-垂体功能，促进参与脑内神经传导的代谢功能，对损伤组织的修复、赋活，对周边脑组织的保护及功能障碍改善均有作用。从而改善智能，间接控制痴呆的发展。常用药物有以下几种。

（1）氢化麦角碱：又名海得琴、喜得镇，是麦角碱 3 种成分（麦角科尔宁、麦角嵴亭，麦角隐亭，比例1：1：1）的二氢衍生物的混合物。能改善神经细胞的能量代谢，增加胶质细胞氧及营养物质的摄取，扩大毛细血管口径，降低血管阻力，增加脑血流量，并能抑制血管运动中枢，减慢心率，降低血压。用法和剂量为口服 1 次 1～2 mg，每天 2～3 次，饭前服。一般在 2～3 周后显效，1 疗程约为 3 个月。亦可 0.9 mg 加入 500 mL 葡萄糖液或生理盐水中静脉滴注。0.3 mg 加入 5％葡萄糖液 20 mL 中缓慢静脉注射。肌内注射每天 1～2 次，每次 0.3 mg。不良反应：可有恶心、皮疹、鼻塞、眩晕和视物模糊，偶见心动过缓。

（2）吡拉西坦：又名脑复康，为中枢兴奋剂。具有激活、保护并修复，大脑神经细胞的作用，可促进大脑对磷脂和氨基酸的利用，增加大脑蛋白质的合成，促进两侧大脑半球经胼胝体的信息传递、提高学习和记忆能力，改善脑缺氧。用法和剂量为口服 1 次 0.4～0.8 g，每天 2～3 次。不良反应：偶有口干、食欲缺乏、失眠、荨麻疹等。

（3）胞二磷胆碱：为核苷衍生物，是卵磷脂合成的主要辅酶。能改善意识状态，降低大脑血管阻力，增加大脑血流量，改善大脑血液循环，提高脑细胞线粒体氧促磷酸化能力和摄氧量，还具有催醒作用。用法和剂量为静脉滴注，500～750 mg 加入 5％葡萄糖 500 mL 溶液中，每天 1 次；肌内注射 250 mg 每天 1 次，10 天为 1 个疗程。不良反应：偶有恶心、呕吐、食欲缺乏及胃烧灼感等。

（4）脑活素：为脑组织的蛋白水解产物，主要成分为未结合氨基酸和低分子量多肽。它能促进神经元的蛋白合成，加强呼吸链作用，还能刺激激素的产生；能改善脑细胞缺氧症状和记忆障碍，使紊乱的葡萄糖运转正常化，还可活跃及调节神经递质，肽类激素及酶的活性。用法和剂量为静脉滴注，10～20 mL 脑活素溶于 250 mL 生理盐水中，每天 1 次，10～20 日为 1 个疗程。肌内注射 5 mL 每天 1 次，20～30 日为 1 疗程。间隔 2～3 周可行新疗程。不良反应：静脉滴注过快可有轻度发热，偶有寒战、发热等变态反应。肾功能严重障碍者禁用。

（5）都可喜：是二甲磺酸烯丙哌三嗪和阿吗碱的复方制剂，能有效地提高动脉内氧含量。用法和剂量为每天 80 mg，分别于早晨和晚间各服 40 mg。禁与单胺氧化酶抑制剂合用。不良反应：少数有恶心。

2. 脑血管扩张剂

使脑血管扩张，改善局部脑血循环，因此也兼有赋活脑代谢的作用。

（1）钙拮抗剂：尼莫地平能有效调节细胞内钙的水平，使之维持正常生理功能。对脑血管的作用尤为突出，可与中枢神经的特异受体结合。在适宜剂量下选择性扩张脑血管，几乎不影响外周血管。增加剂量可降低高血压。用法和剂量为口服每次 30～40 mg，每天 3 次。脑水肿及颅内高压者慎用，应尽量避免与其他钙拮抗剂和 β 受体阻滞药合用。

（2）银杏叶制剂：银杏叶提取物中含有黄酮类（约 20 种）、萜类、酚类及氨基酸等多种有效成分，具有扩张脑血管、增加脑血流量、降低血脂、激活血小板活化因子（PAF）、抑制自由基、抗脂质过氧化作用及改善记忆等功能。故银杏叶制剂已广泛应用于治疗 VD。常用药物有天保宁、百路达和银可络等（用量均为 1～2 片，每天 3 次）。

3. 高压氧治疗

常压下脑组织中的 PaO_2 为 4.53 kPa，但在 3 个绝对大气压（ATA，1ATA＝101 kPa）纯氧下，则可达60.1 kPa，比常压下大 13 倍，高压氧治疗的原理就是利用高压下氧在血浆中溶解度的显著增加，以及在组织中的弥散率和弥散距离增加，改善缺血、缺氧所引起的脑损害，保护受损的脑组织。对部分 VD 智能的改善具有一定的疗效。

4. 中医中药治疗

中医学认为痴呆病多属肝肾阴虚，气滞血瘀在 VD 的发病中起主要作用。近年多采用活血化瘀、养阴益气、补肝肾的治疗原则，在 VD 的治疗中获得一定的疗效。

（三）康复治疗

除药物治疗外，给予患者心理、脑力和体力的康复治疗，让患者建立起合理的生活态度，树立起生活的信心和愉快的情绪，有合理的运动，对于维持尚存的脑功能，防止痴呆的进一步发展具有重要作用。具体可参考脑血管病的康复。

（四）对症及并发症治疗

（1）对抑郁症患者，可用哌醋甲酯（利他林），口服每次 10 mg，每天 3 次。也可用多虑平，口服每次25～50 mg，每天 1～3 次。

（2）有幻觉患者可用氯丙嗪，口服每天 25～50 mg，每天 1～3 次。

（3）对兴奋不安及谵妄者可用小剂量安定类药物，如氯硝西泮（安定）口服每次 0.5 mg，每天 3 次。

此外，对大小便失禁患者可试用硫酸铝，每天 7～10 g，引起轻度便秘后再定时灌肠排便。金刚烷胺可增加患者食欲、兴趣和情感反应等。

第六章 痫性发作性疾病

第一节 全面性发作

全面性发作的神经元痫性放电起源于双侧大脑半球，特征是发作时伴有意识障碍或以意识障碍为首发症状。

一、病因及发病机制

（一）与遗传关系密切

150 种以上少见的基因缺陷综合征是以癫痫大发作或肌阵挛发作为临床表现的，其中常染色体显性遗传疾病有 25 种，如结节性硬化和神经纤维瘤病；常染色体隐性遗传疾病约 100 种，如家族性黑矇性痴呆和类球状细胞型脑白质营养不良等。热性惊厥的全身性发作与编码电压门控钠通道 β 亚单位基因的突变有关。良性少年型肌阵挛性癫痫基因定位于 6q21.3。

（二）大脑弥漫性损害

弥漫性损害大脑的病因如缺氧性脑病、中毒等。皮层痫性放电病灶的胶质增生、灰质异位、微小胶质细胞瘤或毛细血管瘤改变。电镜下病灶的神经突触间隙电子密度增加，痫灶周围有大量星形细胞，改变了神经元周围的离子浓度，使兴奋易于向周围扩散。

二、临床表现

（一）失神发作

1. 典型失神发作

典型失神发作通常称为小发作。

（1）无先兆和局部症状：突然意识短暂中断，患者停止当时的活动，呼之不应，两眼瞪视不动，状如"愣神"，3～15 秒；可伴有简单的自动性动作，如擦鼻、咀嚼、吞咽等，一般不会跌倒，手中持物可能坠落，事后对发作全无记忆，每天可发作数次至数百次。

（2）EEG：发作时呈双侧对称，3周/秒棘慢波或多棘慢波，发作间期可有同样的或较短的阵发活动，背景波形正常。

2. 不典型失神发作

（1）意识障碍发生及休止：较典型者缓慢，肌张力改变较明显。

（2）EEG：较慢而不规则的棘慢波或尖慢波，背景活动异常。

（二）肌阵挛发作

（1）多为遗传性疾病。

（2）某一肌肉或肌群呈突然短暂的快速收缩，颜面或肢体肌肉突然短暂跳动，单个出现，或有规律地反复发生。发作时间短，间隔时间长，一般不伴意识障碍，清晨欲觉醒或刚入睡时发作较频繁。

（3）EEG多为棘慢波或尖慢波。

（三）阵挛性发作

1. 年龄

仅见于婴幼儿。

2. 表现

全身重复性阵挛性抽搐。

3. EEG

快活动、慢波及不规则棘慢波。

（四）强直性发作

1. 年龄

儿童及少年期多见。

2. 表现

睡眠中较多发作，全身肌肉强烈的强直性肌痉挛，使头、眼和肢体固定在特殊位置，伴有颜面青紫、呼吸暂停和瞳孔散大；躯干强直性发作造成角弓反张，伴短暂意识丧失，一般不跌倒，持续30秒至1分钟以上，发作后立即清醒。

3. 常伴自主神经症状

面色苍白、潮红、瞳孔扩大等。

4. EEG

低电位10周/秒波，振幅逐渐增高。

（五）全面性强直-阵挛发作（GTCS）

GTCS是最常见的发作类型之一，也称大发作，特征是意识丧失和全身对称性抽搐。发作分为以下3期：

1. 强直期

（1）意识和肌肉：突然意识丧失，跌倒在地，全身骨骼肌呈持续性收缩。

（2）五官表现：上睑抬起，眼球上窜，喉部痉挛，发出叫声；口先强张，而后突闭，或咬破舌尖。

（3）抽搐：颈部和躯干先屈曲而后反张，上肢先上举后旋再变为内收前旋，下肢自屈曲转变为强烈伸直。

（4）持续 10～20 秒后，在肢端出现细微的震颤。

2.阵挛期

（1）震颤：幅度增大并延及全身成为间歇性痉挛，即进入阵挛期。

（2）每次痉挛都继有短促的肌张力松弛，阵挛频率由快变慢，松弛期逐渐延长，本期持续 0.5～1 分钟。

（3）最后一次强烈阵挛后，抽搐突然终止，所有肌肉松弛。

3.惊厥后期

（1）牙和二便：阵挛期以后尚有短暂的强直痉挛，造成牙关紧闭和大小便失禁。

（2）意识：呼吸首先恢复，心率、血压、瞳孔等恢复正常，肌张力松弛，意识逐渐苏醒。

（3）自发作开始至意识恢复历时 5～10 秒。

（4）清醒后，常头昏、头痛、全身酸痛和疲乏无力，对抽搐全无记忆。

（5）或发作后进入昏睡，个别在完全清醒前有自动症或暴怒、惊恐等情感反应。

强直期和阵挛期可见自主神经征象，如心率加快，血压升高，汗液、唾液和支气管分泌物增多，瞳孔扩大等。呼吸暂时中断，皮肤自苍白转为发绀，瞳孔散大，对光及深、浅反射消失，病理反射阳性。

强直期逐渐增强的弥漫性 10 周/秒波；阵挛期逐渐变慢的弥漫性慢波，附有间歇发作的成群棘波；惊厥后期呈低平记录。

（六）无张力性发作

1.肌肉张力

（1）部分或全身肌肉张力突然降低，造成颈垂、张口、肢体下垂或躯干失张力而跌倒，持续 1～3 秒。

（2）短暂意识丧失或不明显的意识障碍，发作后立即清醒和站起。

2.EEG

多棘-慢波或低电位快活动。

三、诊断及鉴别诊断

（一）诊断

1.GTCS 的诊断依据

（1）发作史及其表现，关键是发作时有无意识丧失性。

（2）间接证据：舌咬伤和尿失禁，或发生跌伤及醒后头痛、肌痛也有参考意义。

2.失神发作

（1）特征性脑电表现。

（2）结合相应的临床表现。

（二）鉴别诊断

1.晕厥

（1）意识瞬间丧失：脑血流灌注短暂性全面降低，缺氧所致。

（2）多有明显诱因：如久站、剧痛、见血、情绪激动和严寒等，胸内压力急剧增高，如咳嗽、抽泣、大笑、用力、憋气、排便、解尿等诱发。

（3）发作先兆：常有恶心、头晕、无力、震颤、腹部沉重感或眼前发黑等症状，与癫痫发作相比，摔倒时较缓慢。

（4）自主神经症状：面色苍白、出汗，有时脉搏不规则，或伴有抽动、尿失禁。

（5）四肢强直阵挛性抽搐：少数发生，多发生于意识丧失 10 秒以后，持续时间短，强度较弱，与痫性发作不同。

（6）脑电图和心电图监测：帮助鉴别。

2.低血糖症

（1）血糖水平：低于 2 mmol/L 时发作，可产生局部癫痫样抽搐或四肢强直发作，伴有意识丧失。

（2）病因：胰岛 β 细胞瘤或长期服用降糖药的 2 型糖尿病患者。

（3）既往病史：有助于确诊。

3.发作性睡病

（1）鉴别：因意识丧失和摔倒，易误诊为癫痫。

（2）突然发作，不可抑制的睡眠、睡眠瘫痪、入睡前幻觉及摔倒症等四联症。

4.基底型偏头痛

（1）鉴别：应与意识障碍与失神发作鉴别；但发生缓慢，程度较轻，意识丧失前常有梦样感觉。

（2）偏头痛：双侧，多伴眩晕、共济失调、双眼视物模糊或眼球运动障碍。

（3）脑电图：可有枕区棘波。

5.假性癫痫发作

（1）又称癔病性发作，多在情绪波动后发生，可有运动、感觉、自动症、意识模糊等类癫痫发作症状。

（2）症状有戏剧性：表现双眼上翻、手足抽搐和过度换气，伴有短暂精神和情绪异常，无自伤和尿失禁。

（3）特点：强烈的自我表现，精神刺激后发生，发作中哭叫、出汗和闭眼等，暗示治疗可终止发作。

（4）脑电监测：有鉴别意义。

国外报道，假性癫痫发作患者中10％左右可患有癫痫，癫痫伴有假性癫痫发作者为10％～20％（表6-1）。

表 6-1　癫痫性发作与假性癫痫发作的鉴别

特点	癫痫发作	假性癫痫发作
发作场合和特点	任何情况下，突然及刻板式发作	有精神诱因及有人在场时，发作形式多样
眼位	上睑抬起，眼球上蹿或转向一侧	眼睑紧闭，眼球乱动
面色	发绀	苍白或发红
瞳孔	散大，对光反射消失	正常，对光反射存在
摔伤，舌咬伤，尿失禁	可有	无
Babinski 征	常为阳性	阴性
对抗被动运动	无	有
持续时间及终止方式	1～2分钟，自行停止	可长达数小时，需安慰及暗示治疗

四、治疗

癫痫是可治性疾病，大多数预后较好。在最初5年内70％～80％的患者可以缓解，其中50％的患者可完全停药。精确定位癫痫源，合理选择手术治疗可望使约80％难治性癫痫患者彻底治愈。

（一）药物治疗的一般原则

1. 明确癫痫诊断，确定发作类型

（1）及时服用抗癫痫药物（AEDs）控制发作。

（2）首次发作者在调查病因之前，不宜过早用药，应等到下次发作再决定是否用药。

（3）根据所用AEDs的不良反应，确定用药时间和预后。用药前应向患者说明治疗癫痫的长期性、药物毒副反应及生活中注意事项。

2. 病因治疗

病因明确者如调整低血糖、低血钙等代谢紊乱，手术治疗颅内占位性病变，术后残余病灶使继续发作者，需药物治疗。

3. 根据发作类型选择AEDs

根据发作类型选择AEDs，详见表6-2。

表 6-2　根据癫痫的发作类型推荐选择的抗癫痫药物

发作类型	一线 AEDs	二线或辅助 AEDs
①单纯及复杂部分性发作、部分性发作继发 CTCS	卡马西平、丙戊酸钠、苯妥英钠、苯巴比妥、扑痫酮	氯异安定、氯硝西泮
②GTCS	卡马西平、苯巴比妥、丙戊酸钠、苯妥英钠、扑痫酮	乙酰唑胺、奥沙西泮、氯硝西泮
特发性大发作合并失神发作	首选丙戊酸钠，其次为苯妥英钠或苯巴比妥	
继发性或性质不明的 GTCS	卡马西平、苯妥英钠或苯巴比妥	
③失神发作	丙戊酸钠、乙琥胺	乙酰唑胺、氯硝西泮、三甲双酮
④强直性发作	卡马西平、苯巴比妥、苯妥英钠	奥沙西泮、氯硝西泮、丙戊酸钠
⑤失张力性和非典型失神发作	奥沙西泮、氯硝西泮、丙戊酸钠	乙酰唑胺、卡马西平、苯妥英钠、苯巴比妥/扑痫酮
⑥肌阵挛性发作	丙戊酸钠、乙琥胺、氯硝西泮	乙酰唑胺、奥沙西泮、硝西泮、苯妥英钠
⑦婴儿痉挛症	促肾上腺皮质激素（ACTH）、泼尼松（强的松）、氯硝西泮	
⑧有中央-颞部或枕部棘波的良性儿童期癫痫	卡马西平或丙戊酸钠	
⑨Lennox-Gastaut 综合征	首选丙戊酸钠，次选氯硝西泮	

4. 常用剂量和不良反应

常用剂量和不良反应，详见表 6-3。

表 6-3　抗痫药的剂量和不良反应

药物	成人剂量/（kg/d）		儿童剂量 [mg（kg·d）]	不良反应（剂量有关）	特异反应
	起始	维持			
苯妥英钠（PHT）	200	300~500	4~12	胃肠道症状，毛发增多，齿龈增生，面容粗糙，小脑征，复视，精神症状	骨髓、肝、心损害，皮疹
卡马西平（CBZ）	200	600~2000	10~40	胃肠道症状，小脑征，复视，嗜睡，精神症状	骨髓与肝损害，皮疹

药物	成人剂量/（kg/d）		儿童剂量 [mg（kg·d）]	不良反应（剂量有关）	特异反应
	起始	维持			
苯巴比妥 (PB)		60～300	2～6	嗜睡，小脑征，复视，认知与行为异常	甚少见
扑痫酮 (PMD)	60	750～1500	10～25	同苯巴比妥	同苯巴比妥
丙戊酸盐 (VPA)	500	1000～3000	10～70	肥胖，震颤，毛发减少，踝肿胀，嗜睡，肝功能异常	骨髓与肝损害，胰腺炎
乙琥胺 (ESM)	500	750～1500	10～75	胃肠道症状，嗜睡，小脑症状，精神异常	少见，骨髓损害
加巴喷丁	300	1200～3600		胃肠道症状，头晕，体重增加，行走不稳，动作增多	
拉莫三嗪 (LTG)	25	100～500		头晕，嗜睡，恶心，神经症状（与卡马西平合用时出现）	儿童多见
非氨酯	400	1800～3600	15	头晕，镇静，体重增加，视野缩小，精神异常（少见）	较多见，骨髓与肝损害
托吡酯	25	200～400		震颤，头痛，头晕，小脑征，肾结石，胃肠道症状，体重减轻，认知或精神症状	

（1）药物监测：药物疗效受药物吸收、分布及代谢的影响，用药应采取个体化原则。儿童需按体重（kg）计算药量，婴幼儿由于代谢较快，用量应比年长儿童相对较大。多数 AEDs 血药浓度与药效相关性明显高于剂量与药效相关性，因此，测定血药浓度，即应进行药物监测（TDM），检测苯妥英钠、卡马西平、苯巴比妥及乙琥胺血药水平，可提高用药的有效性和安全性。

（2）不良反应：所有 AEDs 都有，最常见剂量相关性不良反应，通常发生于用药初始或增量时，与血药浓度有关；多数为短暂性的，缓慢减量可明显减少。进食时服药可减少恶心反应。

（3）特异反应：与剂量无关，难以预测。严重的特异反应如皮疹、粒细胞缺乏症、血小板缺乏、再生障碍性贫血和肝衰竭等可威胁生命。约 1/4 的癫痫转氨酶轻度增高，但并不发展为肝炎或肝衰竭。

5. 坚持单药治疗原则

提倡小剂量开始的单药治疗，缓慢增量至能最大程度地控制发作而无不良反应或反应很轻的最低有效剂量。单药治疗癫痫约 80% 有效，切勿滥用多种药物。

6. 联合治疗

（1）原则：30% 以上患者需联合治疗。一种药物不能控制发作或出现不良反应，则需换用第 2 种 AEDs，如合用乙琥胺和丙戊酸钠治疗失神或肌阵挛发作，或其一加用苯二氮䓬类可有效。

（2）注意：化学结构相同的药物，如苯巴比妥和扑痫酮、氯硝西洋和地西洋等不宜联合使用。合用两种或多种 AEDs 常使药效降低，易致慢性中毒而使发作加频。传统 AEDs 都经肝脏代谢，通过竞争可能抑制另一种药的代谢。

7. 长期坚持

AEDs 控制发作后，必须坚持长期服用，除非严重不良反应出现，不宜随意减量或停药，以免诱发癫痫持续状态。

8. 增减药物、停药及换药原则

（1）增减药物：增药可适当的快，但必须逐一增加，减药一定要慢，以利于确切评估疗效和不良反应。

（2）停药：遵循缓慢和逐渐减量原则，完全控制发作 4～5 年后，根据情况逐渐减量，减量 1 年左右时间内无发作者方可停药，一般需要半年甚至一年时间才能完全停用，以免停药所致的发作。

（3）换药：应在第 1 种药逐渐减量时逐渐增加第 2 种药的剂量至控制发作，并监控血药浓度。

（二）传统 AEDs

药物相互作用复杂，均经肝代谢，多数血浆蛋白结合率高，肝脏或全身疾病时，应注意调整剂量。

1. 苯妥英钠（PHT）

PHT 对 GTCS 和部分性发作有效，加重失神和肌阵挛发作。胃肠道吸收慢，半清除期长，达到稳态后成人可日服 1 次，儿童日服 2 次。因治疗量与中毒量接近，不适于新生儿和婴儿。不良反应为剂量相关的神经毒性反应，如皮疹、齿龈增厚、毛发增生和面容粗糙，干扰叶酸代谢可发生巨红细胞性贫血，建议同时服用叶酸。

2. 苯巴比妥（PB）

适应证同苯妥英钠。小儿癫痫的首选药物，对 GTCS 疗效好，或用于单纯及复杂部分性发作，对少数失神发作或肌阵挛发作也有效，预防热性惊厥。价格低廉，可致儿童兴奋多动和认知障碍，应尽量少用。

3. 卡马西平（CBZ）

适应证同苯妥英钠，是单纯及复杂部分性发作的首选药物，对复杂部分性发作疗效优于其他 AEDs。治疗 3～4 周后半清除期降低一半以上，需增加剂量维持疗效。与其他药物呈复杂而难以预料的交互作用，20％患者白细胞计数减少至 $4×10^9/L$ 以下，个别可短暂降至 $2×10^9/L$ 以下。

4. 丙戊酸钠（VPA）

广谱抗癫痫药。良好控制失神发作和 GTCS，胃肠道吸收快，抑制肝的氧化、结合、环氧化功能，与血浆蛋白结合力高，与其他 AEDs 有复杂的交互作用。半衰期短，联合治疗时半清除期为 8～9 小时。因有引起致死性肝病的危险，2 岁以下婴儿有内科疾病时禁用此药治疗。也用于单纯部分性发作、复杂部分性发作及部分性发作继发 GTCS；GTCS 合并失神小发作的首选药物。

5. 扑痫酮（PMD）

适应证是 GTCS，对单纯及复杂部分性发作有效。经肝代谢成为具抗痫作用的苯巴比妥和苯乙基丙二酰胺。

6. 乙琥胺（ESX）

ESX 仅用于单纯失神发作和肌阵挛。吸收快，约 25％以原型由肾排泄，与其他 AEDs 很少相互作用，几乎不与血浆蛋白结合。

（三）新型 AEDs

多经肾排泄，肾功能损害者应调整剂量；血浆蛋白结合率低，药物间相互作用少。

1. 加巴喷丁（GBP）

GBP 不经肝代谢，以原型由肾排泄。治疗部分性发作和 GTCS。

2. 拉莫三嗪（LTG）

起始剂量应小，经 6～8 周逐渐增加剂量。对部分性发作、GTCS 和 Lennox-Gastaut 综合征有效。胃肠道吸收完全，经肝代谢。

3. 非氨酯（FBM）

单药治疗部分性发作和 Lennox-Gastaut 综合征。胃肠道吸收好，90％以原型经肾排泄。可发生再生障碍性贫血和肝毒性，其他 AEDs 无效时才考虑试用。

4. 氨己烯酸（VGB）

用于部分性发作、继发 GTCS 和 lennox-Gastaut 综合征，对婴儿痉挛症有效，也可用作单药治疗。经胃肠道吸收，主要经肾脏排泄。不可逆性抑制 GABA 转氨酶，增强 GABA 能神经元作用。有精神病史的患者不宜应用。

5. 托吡酯（TPM）

TPM 亦称妥泰。天然单糖基右旋果糖硫代物，可作为丙戊酸的替代药物。对难治性部分性发作、继发 GTCS、Lennox-Gastaut 综合征和婴儿痉挛症等有效。远期疗效好，无明显耐受性，大剂量也可用作单药治疗。卡马西平和苯妥英钠可降低托吡酯麻药浓度，托吡酯也可降低口服避孕药的疗效及增加苯妥英钠的血药浓度。

（四）AEDS 的药代动力学

1. 血药浓度

药物口服吸收后分布于血浆和各种组织内。多数 AEDs 部分地与血浆蛋白相结合，仅游离部分透过血-脑屏障发挥作用。常规所测血药浓度是血浆内总浓度，当血浆蛋白或蛋白结合部位异常增多或减少时，虽药物血浆总浓度不变，其游离部分却异常减少或增多，出现药物作用与血药浓度的预期相矛盾的现象。

2. 药物半清除期

药物半清除期反映药物通过代谢或排泄而清除的速度；稳态是指药物吸收和清除阈达到平衡的状态，只有在达到稳态时测得的血药浓度才可靠，而一种药物达到稳态的时间大致相当于其 5 个半清除期的时间。为了减少 AEDs 血浓度的过大波动，应以短于稳态时的药物半清除期 $1/3 \sim 1/2$ 的间隔服用。半清除期为 24 小时或更长时间的 AEDs，每天服用 1 次即可维持治疗血药浓度，于睡前服可避免药物达峰浓度时的镇静作用。

（五）手术治疗

1. 考虑手术治疗基本条件

（1）长时间正规单药治疗，或先后用两种 AEDs 达到最大耐受剂量，或经一次正规、联合治疗仍不见效者。

（2）难治性癫痫患者（指复杂部分性发作患者用各种 AEDs 治疗难以控制发作者），血药浓度在正常范围之内，并治疗 2 年以上，每月仍有 4 次以上发作者。

（3）难治性部分性发作者最适宜手术治疗。

2. 最理想的适应证

最理想的适应证为始自大脑皮质的癫痫放电。手术切除后不会产生严重神经功能缺损。

3. 常用的手术方法

（1）前颞叶切除术：难治性复杂部分性癫痫的经典手术。

（2）颞叶以外的脑皮质切除术：局灶性癫痫治疗的基本方法。

（3）癫痫病灶切除术。

（4）胼胝体部分切除术。

（5）大脑半球切除术。

（6）多处软脑膜下横切术：适于致痫灶位于脑重要功能皮质区的部分性发作。如角回及缘上回、中央前后回、优势半球 Broca 区、Wernicke 区等，不能行皮质切除术时选用。

五、预后

典型失神发作预后最好，药物治疗 2 年儿童期失神通常发作停止，青年期失神癫痫易发展成全身性发作，治疗需更长时间；原发性全身性癫痫控制较好；5～10 岁起病者有自发缓解倾向，易被 AEDs 控制；外伤性癫痫预后较好；无明显脑损伤的大发作预后较好，缓解率 85%～90%；有器质性脑损伤及/或神经系统体征的大发作预后差；发病较早、病程较长、发作频繁及伴有精神症状者预后差；无脑损伤的肌阵挛性癫痫预后尚可，伴有脑部病变者难以控制。

第二节　部分性发作

一、概述

（一）概念

痫性放电源于一侧大脑半球，向周围正常脑区扩散可扩展为全身性发作。成年期痫性发作最常见的类型是部分性发作。

（二）分型

根据发作期间是否伴有意识障碍分为 3 型。

（1）无意识障碍：为单纯部分性发作。

（2）有意识障碍：发作后不能回忆，为复杂部分性发作。

（3）单纯和复杂部分性发作：均可能继发全身性强直-阵挛发作。

二、病因及发病机制

（一）病因

1. 单纯部分性发作

多为症状性癫痫，常见脑器质性损害，以脑外伤、产伤、脑炎、脑瘤和脑血管疾病及其后遗症居多。

2. 复杂部分性发作

多因产伤，或脑炎、脑外伤、肿瘤、脑血管意外、脑动脉硬化、脑血管畸形及脑缺氧等。

（二）发病机制

异常神经元突触重建及胶质增生与复杂部分性发作密切相关。颞叶结构的异常放电引起复杂部分性发作，在痫性活动的发生、发展及传播中海马和杏仁核起重要作用。颞叶癫痫与诱发痫性发作的特定结构受损，或海马硬化（AH）相关。

三、临床表现

（一）单纯部分性发作

痫性发作的起始症状提示痫性灶多在对侧脑部，发作时限不超过1分钟，无意识障碍。分为4型。

1. 部分运动性发作

（1）表现：局部肢体抽动，一侧口角、眼睑、手指或足趾多见，或整个一侧面部或一个肢体远端，有时言语中断。

（2）杰克逊癫痫：发作自一处开始后沿大脑皮质运动区分布顺序缓慢移动，如自一侧拇指沿腕部、肘部、肩部扩展。

（3）Todd瘫痪：病灶在对侧运动区。部分运动性发作后如遗留暂时性（数分钟至数日）局部肢体瘫痪或无力。

（4）部分性癫痫持续状态：癫痫发作持续数小时或数日。

2. 体觉性发作或特殊感觉性发作

（1）体觉性发作：肢体常出现麻木感和针刺感，多在口角、舌、手指或足趾发生，病灶在中央后回体感觉区，偶有缓慢扩散犹如杰克逊癫痫。

（2）特殊感觉性发作。①视觉性：视幻如闪光，病灶在枕叶。②听觉性：幻听为嗡嗡声，病灶在颞叶外侧或岛回。③嗅觉性：焦臭味，病灶在额叶眶部、杏仁核或岛回。④眩晕性：眩晕感、飘浮感、下沉感，病灶在岛间或顶叶。

特殊感觉性发作可是复杂部分性发作或全面强直-阵挛发作的先兆。

3. 自主神经发作

（1）年龄：以青少年为主。

（2）临床症状：很少单独出现，以胃肠道症状居多，如烦渴、欲排尿感、出汗、面部及全身皮肤发红、呕吐、腹痛等。

（3）病灶：杏仁核、岛回或扣带回。

（4）EEG：阵发性双侧同步 θ 节律，频率为4~7次/秒。

4. 精神性发作

（1）各种类型遗忘症：如似曾相识、似不相识、快速回顾往事、强迫思维等，病灶多在海马部。

（2）情感异常：如无名恐惧、愤怒、忧郁和欣快等，病灶在扣带回。

（3）错觉：如视物变大或变小，听声变强或变弱，以及感觉本人肢体变化等，病灶在海马部或颞枕部。

精神症状可单独发作，常为复杂部分性发作的先兆，或为继发的全面性强直-阵挛发作的先兆。

（二）复杂部分性发作

（1）占成人痫性发作 50％以上：在发作起始精神症状或特殊感觉症状出现，随后意识障碍、自动症和遗忘症，或发作开始即意识障碍，又称精神运动性发作。病灶多在颞叶，故又称颞叶癫痫，或见于额叶、嗅皮质等部位。先兆或始发症状包括单纯部分性发作的各种症状，特别是错觉、幻觉等精神症状及特殊感觉症状。

（2）在先兆之后发生复杂部分性发作：患者做出似有目的的动作，即自动症。自动症是在痫性发作期或发作后意识障碍和遗忘状态下发生的行为，先瞪视不动，然后无意识动作，如机械地重复动作，或出现吮吸、咀嚼、舔唇、清喉、搓手、抚面、解扣、脱衣、摸索衣裳和挪动桌椅等，甚至游走、奔跑、乘车上船，也可自动言语或叫喊、唱歌等。病灶多在颞叶海马部、扣带回、杏仁核、额叶眶部或边缘回等。在觉醒时 EEG 仅 30％呈发作放电。EEG 表现为一侧或两侧颞区慢波，杂有棘波或尖波。

（三）全面性强直-阵挛发作

全面性强直-阵挛发作多由单纯或复杂部分性发作继发而来：脑电图可见快速发展为全面性异常。大发作之后可回忆起部分性发作时的情景。

四、诊断及鉴别诊断

（一）诊断

1. 首先确认癫痫是否发作

（1）详细了解首次发作的时间和情况，仔细排除内科或神经科急性疾病。

（2）除单纯部分性发作外，患者并不能记忆和表述发作时的情景，需向目睹者了解整个发作过程，如发作的环境、时间，发作时姿态、面色、声音，有无肢体抽搐及大致顺序，发作后表现，有无怪异行为和精神失常等。

（3）对有多次发作的患者需了解发病后情况、发作形式、相关疾病及事件、可能的触发因素，以及发作的频率下最长间隔、间隙期有无异常等。

（4）了解患者家族史，怀孕期、分娩期和产后生长发育情况，有否热性惊厥、严重颅脑外伤、脑膜炎、脑炎、寄生虫感染史等。

2. 确定发作类型

依靠病史等确定发作类型及可能属于哪种癫痫综合征。

3. 最后确定病因

（1）首次发作者，应排除内科或神经科疾病，如低血糖、高血糖、高渗状态、低钙血症、低钠血症、高钠血症、肝衰竭、肾衰竭、高血压脑病、脑膜炎、脑炎、脑脓肿和脑瘤等。

（2）排除药物或毒物引起的痫性发作，如异烟肼、茶碱、氨茶碱、哌替啶、阿米替林、多塞平、丙米嗪、氯丙嗪、氟哌啶醇、甲氨蝶呤、环孢霉素 A、苯丙胺等。

（3）若先后用两种抗痫药治疗效果不佳，就应再次评估，复查 EEG 和高分辨率 MRI。

（二）鉴别诊断

1. 偏头痛

（1）应与复杂部分性发作持续状态鉴别。

（2）多有头痛发作史和家族史。

（3）主要症状为剧烈偏头痛，无意识障碍。

（4）EEG 正常或仅少数患者出现局灶性慢波，如有尖波常局限于头痛侧颞区。

（5）如幻觉则以闪光、暗点、视物模糊为特征。

2. 短暂性脑缺血发作（TIA）

（1）一过性记忆丧失、幻觉、行为异常和短暂意识丧失等，可与复杂部分性发作混淆。

（2）年龄大、脑动脉硬化及脑电图阴性。

3. 非痫性发作

详细询问患者病史，与屏气发作、遗尿、梦魇、腹痛、低血糖发作等鉴别。

五、预后

起源于脑结构性病变的部分性癫痫患者，其预后与病因是否得到根除有关。这类癫痫对药物治疗有抵抗性，但经 3～5 年治疗后缓解率可达 40%～45%。发作形式仅有一种的患者比多种发作形式预后好，缓解率达 65%以上。复杂部分性发作患者停药后复发率高，应长期服药。

第七章　脑神经疾病

第一节　特发性面神经炎

一、概述

特发性面神经炎是指原因未明的、茎乳突孔内面神经非化脓性炎症引起的、急性发病的面神经麻痹。发病率为 20/10 万～42.5/10 万，患病率为 258/10 万。

二、病因与病理生理

病因未明。可能因受到风寒、病毒感染或自主神经功能障碍，局部血管痉挛致骨性面神经管内的面神经缺血、水肿、受压而发病。

三、诊断步骤

（一）病史采集要点

1. 起病情况

急性起病，数小时至 3～4 天内达到高峰。

2. 主要临床表现

多数患者在洗漱时感到一侧面颊活动不灵活、口角漏水、面部歪斜，部分患者病前有同侧耳后或乳突区疼痛。

3. 既往病史

病前常有受凉或感冒、疲劳的病史。

（二）体格检查要点

（1）一般情况好。

（2）查体可见一侧周围性面瘫的表现：病侧额纹变浅或消失，不能皱额或蹙眉，眼裂变大，闭眼不全或不能，试闭目时眼球转向外上方，露出白色巩膜称贝耳现象；鼻唇沟变浅，口角下垂，示齿时口角歪向健侧，鼓腮漏气，吹口哨不能，食物常滞留于齿颊之间。

（3）鼓索神经近端病变，可有舌前 2/3 味觉减退或消失，唾液减少。

（4）镫骨肌神经病变，出现舌前 2/3 味觉减退或消失与听觉过敏。

（5）膝状神经节病变，除上述表现外还有乳突部疼痛，耳郭和外耳道感觉减退，外耳道或鼓膜出现疱疹，见于带状疱疹引起的膝状神经节炎，称 Hunt 综合征。

（三）门诊资料分析

根据急性起病，典型的周围性面瘫症状和体征，可以做出诊断。但是必须排除中枢性面神经麻痹、耳源性面神经麻痹、脑桥病变、吉兰-巴雷综合征等。

（四）进一步检查项目

（1）如果疾病演变过程或体征不符合特发性面神经炎时，可行颅脑 CT/MRI、腰穿脑脊液检查，以利于鉴别诊断。

（2）病程中的电生理检查可对预后做出估计。

四、诊断对策

（一）诊断要点

急性起病，出现一侧周围性面瘫的症状和体征可以诊断。

（二）鉴别诊断要点

1. 中枢性面神经瘫

局限于下面部的表情肌瘫痪，而上面部的表情肌运动如闭目、皱眉等动作正常，且常伴有肢体瘫痪等症状，不难鉴别。

2. 吉兰-巴雷综合征

可有周围性面瘫，但多为双侧性，可以很快出现其他脑神经损害，有对称性四肢弛缓性瘫痪、感觉和自主神经功能障碍，脑脊液呈蛋白-细胞分离。

3. 耳源性面神经麻痹

多并发中耳炎、乳突炎、迷路炎等，有原发病的症状和体征，头颅或耳部 CT 或 X 线片有助于鉴别。

4. 后颅窝病变

如肿瘤、感染、血管性疾病等，起病相对较慢，有其他脑神经损害和原发病的表现，颅脑 MRI 对明确诊断有帮助。

5. 莱姆病

莱姆病是由蜱传播的螺旋体感染性疾病，可有面神经和其他脑神经损害，可单侧或双侧，伴有多系统损害表现，如皮肤红斑、血管炎、心肌炎、脾大等。

6. 其他

如结缔组织病、各种血管炎、多发性硬化、局灶性结核性脑膜炎等，可有面神经损害，伴有原发病的表现，需要注意鉴别。

五、治疗对策

（一）治疗原则

减轻面神经水肿和压迫，改善局部循环，促进功能恢复。

（二）治疗计划

1. 药物治疗

（1）皮质类固醇：起病早期 1～2 周内应用，有助于减轻水肿。泼尼松 30～60 mg/d，连用5～7天后逐渐减量。地塞米松 10～15 mg/d，静脉滴注，1 周后改口服渐减量。

（2）神经营养药：维生素 B_{12}（500 μg/次，隔天 1 次，肌内注射）、维生素 B_1（100 mg/次，每天 1 次，肌内注射）、地巴唑（30 mg/d，口服）等可酌情选用。

（3）抗病毒治疗：对疑似病毒感染所致的面神经麻痹，应尽早使用阿昔洛韦（1～2 g/d），连用10～14 天。

2. 辅助疗法

（1）保护眼睛：采用消炎性眼药水或眼药膏点眼，带眼罩等预防暴露性角膜炎。

（2）物理治疗：如红外线照射、超短波透热等治疗。

（3）运动治疗：可采用增强肌力训练、自我按摩等治疗。

（4）针灸和低脉冲电疗：一般在发病 2～3 周后应用，以促进神经功能恢复。

3. 手术治疗

病后半年或 1 年以上仍不能恢复者，可酌情施行面-舌下神经或面-副神经吻合术。

（三）治疗方案的选择

对于药物治疗和辅助疗法，可以数种联用，以期促进神经功能恢复，针灸和低脉冲电疗应在水肿消退后再行选用。恢复不佳者可考虑手术治疗。

六、病程观察及处理

治疗期间定期复诊，记录体征的变化，调整激素等药物的使用。鼓励患者自我按摩，配合治疗，早日康复。

七、预后评估

70％的患者在 1～2 个月内可完全恢复，20％的患者基本恢复，10％的患者恢复不佳，再发者约占 0.5％。少数患者可遗留有面肌痉挛、面肌联合运动、耳颞综合征和鳄泪综合征等后遗症状。

第二节　面肌痉挛

一、概述

面肌痉挛又称面肌抽搐，以一侧面肌阵发性不自主抽动为表现。发病率约为 64/10 万。

二、病因与病理生理

病因未明。多数认为是面神经行程的某一部位受到刺激或压迫导致异位兴奋或为突触传导所致，邻近血管压迫较多见。

三、诊断步骤

（一）病史采集要点

1. 起病情况

慢性起病，多见于中老年人，女性多见。

2. 主要临床表现

从眼轮匝肌的轻微间歇性抽动开始，逐渐扩散至口角、一侧面肌，严重时可累及同侧颈阔肌。疲劳、精神紧张可诱发症状加剧，入睡后抽搐停止。

3. 既往病史

少数患者曾有面神经炎病史。

（二）体格检查要点

（1）一般情况：良好。

（2）神经系统检查：可见一侧面肌阵发性不自主抽搐，无其他阳性体征。

（三）门诊资料分析

根据典型的临床表现和无其他阳性体征，可以做出诊断。

（四）进一步检查项目

在必要时可行下列检查。

（1）肌电图：可见肌纤维震颤和肌束震颤波。

（2）脑电图检查：结果正常。

（3）极少数患者的颅脑 MRI 可以发现小血管对面神经的压迫。

四、诊断对策

（一）诊断要点

一侧面肌阵发性抽动、无神经系统阳性体征可以诊断。

（二）鉴别诊断要点

1. 继发性面肌痉挛

炎症、肿瘤、血管性疾病、外伤等均可出现面肌痉挛，但常常伴有其他神经系统阳性体征，不难鉴别，颅脑 CT/MRI 检查可以帮助明确诊断。

2. 部分运动性发作癫痫

面肌抽搐幅度较大，多伴有头颈、肢体的抽搐。脑电图可有癫痫波发放，颅脑 CT/MRI 检查可有阳性发现。

3. 睑痉挛-口下颌肌张力障碍综合征（Meige 综合征）

多见于老年女性，双侧眼睑痉挛，伴有口舌、面肌、下颌和颈部的肌张力障碍。

4. 舞蹈病

可出现双侧性面肌抽动，伴有躯干、四肢的不自主运动。

5. 习惯性面肌抽搐

多见于儿童和青少年，为短暂的面肌收缩，常为双侧，可由意志力短时控制，发病和精神因素有关。肌电图和脑电图正常。

6. 功能性眼睑痉挛

多见于中年以上女性，局限于双侧的眼睑，不累及下半面部。

五、治疗对策

（一）治疗原则

消除痉挛，病因治疗。

（二）治疗计划

1. 药物治疗

药物治疗可用抗癫痫药或镇静药，如卡马西平开始每次 0.1 g，每天 2～3 次，口服，逐渐增加剂量，最大量不能超过 1.2 g/d；巴氯芬开始每次 5 mg，每天 2～3 次，口服，以后逐渐增加剂量至 30～40 mg/d，最大量不超过 80 mg/d；氯硝西泮，0.5～6 mg/d；维生素 B_{12}，500 μg/次，每天 3 次，口服，可酌情选用。

2. A 型肉毒毒素（BTXA）注射治疗

本法是目前最安全有效的治疗方法。BTXA 作用于局部胆碱能神经末梢的突触前膜，抑制乙酰胆碱囊泡的释放，减弱肌肉收缩力，缓解肌肉痉挛。根据受累的肌肉可注射于眼轮匝肌、颊肌、颧肌、口轮匝肌、颏肌等，不良反应有注射侧面瘫、视蒙、暴露性角膜炎等。疗效可维持 3～6 个月，复发可重复注射。

3. 面神经梳理术

通过手术对茎乳孔内的面神经主干进行梳理，可缓解症状，但有不同程度的面瘫，数月后可能复发。

4. 面神经阻滞

可用酒精、维生素 B_{12} 等对面神经主干或分支注射以缓解症状。伴有面瘫，复发后可重复治疗。

5. 微血管减压术

通过手术将面神经和相接触的微血管隔开以解除症状，并发症有面瘫、听力下降等。

（三）治疗方案的选择

对于早期症状轻的患者可先给予药物治疗，效果欠佳者可用 BTXA 局部注射治疗，无禁忌证也可考虑手术治疗。

六、病程观察及处理

定期复诊，记录治疗前后的痉挛强度分级的评分（0 级无痉挛；1 级外部刺激引起瞬目增多；2 级轻度，眼睑面肌轻微颤动，无功能障碍；3 级中度，痉挛明显，有轻微功能障碍；4 级重度，严重痉挛和功能障碍，如行走困难、不能阅读等）变化，评估疗效。

七、预后评估

本症一般不会自愈，积极治疗疗效显著，如 BTXA 注射治疗的有效率高达 95%。